W0171957

Die heutige Aids-Gefahr macht es notwendig, nicht nur alle Anstrengungen auf dem Gebiet der medizinischen Forschung zu unternehmen, sondern ebenso sachkundige, allgemeinverständliche Aufklärung zu betreiben. Das komplexe Seuchengeschehen betrifft gleichzeitig derart viele Lebensbereiche des Menschen (Hygiene, Sozialverhalten, Informationswesen, Wissenschaft, Gesetzgebung etc.), daß es fast unmöglich scheint, das Problembewußtsein der Menschen umfassend zu wecken. Zu bequem erscheint den meisten die Möglichkeit, einen passenden Teilbereich für die eigene Problembewältigung herauszulösen und sich daran zu beruhigen. Dabei wird die immense Gefahr, die von Aids weltweit ausgeht, stark verharmlost.

Auf der anderen Seite kann es nicht darum gehen, künstliche Ängste zu erzeugen, die den Menschen emotional überfordern und schließlich apathisch werden lassen.

Dr. Kari Köster-Lösche beschreibt das heutige Aids-Problem zunächst aus historischer Sicht, in dem sie Parallelen zu den anderen Todesseuchen herstellt. Mit solchem Wissen gerüstet, führt sie den Leser an Aids heran und vermittelt ihm ein neues Seuchenbewußtsein, das angstfrei und kritisch mit der gegenwärtigen Bedrohung umgeht.

insel taschenbuch 1681
Die großen Seuchen

Die großen Seuchen

Von der Pest bis Aids
Kari Köster-Lösche
Insel Verlag

Umschlagabbildung: Hieronymus Bosch,
Die Versuchung des Hl. Antonius,
National Museum Lissabon

insel taschenbuch 1681
Erste Auflage 1995
© Insel Verlag Frankfurt am Main und Leipzig 1995
Alle Rechte vorbehalten
Vertrieb durch den Suhrkamp Taschenbuch Verlag
Umschlag nach Entwürfen von Willy Fleckhaus
Satz: Satz Offizin Hümmer, Waldbüttelbrunn
Druck: Nomos Verlagsgesellschaft, Baden-Baden
Printed in Germany

1 2 3 4 5 6 – ∞ 99 98 97 96 95

Inhalt

Vorwort

Pest: »Ein Drittel der Welt starb.«
Die Katastrophe des Mittelalters 12
Die Pest auf der Ratte 14
Der Schwarze Tod 18
Des Teufels Werke 22
Die Kontumaz oder Quarantäne 25
Der Heilige Rochus und andere Gegenmittel 27
»Ich bin der schnelle schwarze Tod . . .« 33
Das Ende der Pest 37

Lepra: Die Kranken mit dem Löwengesicht
Das Leprosorium 39
Totenmesse für die Lebendigen 43
Schwitzbäder und Obrigkeit 46
Ursache: Übermäßiger Fischgenuß? 47
Knoten- und Nervenaussatz 50

Syphilis oder Die Franzosen
Moral und andere Torheiten 54
Die Franzosen und die Deutsche Krankheit,
die Polnische Seuche und 56
Von spanischem Kragen und venerischen Bubonen . . 60
Die Quacksalber 64
»Speichelfluß und Gliederzucken, Knochendarre
in dem Rucken . . .« 69

Pocken – ausgestorben?
Himmelsblüte und Schwarze Blattern 73
Der Keim in der Kopieranstalt 75

Von der Stecherbande bis zur Impfung 78
Antibiotika gegen Viren? 80

Mala aria, die schlechte Luft
Weltweite Verbreitung 81
Plasmodium, der dicke Zellschmarotzer 84
Die zweifelhafte Notbremse 86
Zersetzungsprodukt oder Bacillus malariae? 87
Von Chinin bis Dapson 89

Cholera: »Lustig, wie sie gelebt haben . . . «
Eine neue Pest 91
Aale im Trinkwasser 94
Listern Sie schon? 96
Die »zwangsweise Volksdiät« 99
Mit Schröpfkopf und Aderlaß gegen Cholera 101

Aids, oder: Wer gewinnt den Wettlauf?
Einer neuen Krankheit auf den Fersen 103
Wie ein Kampf gegen ein Phantom 105
Das Virus 107
Die Krankheit 109
Herkunft des Virus 112
Durchseuchung 113
Gegenwehr 115

Und in Zukunft?
Seuchenmacher 121
Was soll der Staat tun? 122
Was kann der einzelne tun? 128
Die Rolle der Kirche 130
Die Aufgabe der Wissenschaftler 131

Meldepflichtige Seuchen 134
Literaturauswahl 135

Vorwort

Die Geschichte der Infektionskrankheiten ist so alt wie die Geschichte der Menschheit. Kein Wunder, denn die Erreger von Infektionen – hauptsächlich Viren, Bakterien und einige Protozoen – befielen schon Pflanzen und Tiere lange bevor es den Menschen gab.

Die Infektion, das Parasitentum also, ist nur eine von vielen Existenzformen, und sie kann eine enorme Spanne haben. Die extremste Form zur einen Seite ist die, bei der der Parasit gelernt hat, mit seinem Wirt zusammenzuleben, ohne ihn zu schädigen. Er stellt gewissermaßen die höchstentwickelte Form dar. Von dieser Sorte beherbergen wir ganz viele.

Andere Parasiten leben normalerweise friedlich mit ihrem Wirt als Gast zusammen und werden erst zum Krankheitserreger, wenn der Wirt zufällig aus anderen Ursachen geschwächt ist. Das sind die Opportunisten.

Diejenigen aber, die regelmäßig eine Krankheit verursachen, sobald sie in einen Wirt eindringen, können unter bestimmten Umständen seuchenhaft auftreten, also viele Menschen zur gleichen Zeit oder am gleichen Ort anfallen. Wenn aber ein Keim in einem derartigen Ausmaß krankmachend ist, daß sein Schlaraffenland an der Infektion stirbt – und er selbst auch –, dann war er sehr schlecht an seinen Wirt angepaßt. Ein solches Ende ist weder im Sinn des Parasiten noch des Wirtes; auch der Schmarotzer wollte nur leben und sich vermehren. Dieser Parasit stellt das andere Extrem des weiten Fächers dar.

Stirbt ein krankmachender Parasit, dann ist seine ganz persönliche Erbinformation am Ende; es nützte ihm nichts, daß er sehr virulent war, im Gegenteil, er war für seine Art eine Sackgasse. Ein anderer hat vielleicht mehr Glück;

er ist weniger virulent und tötet seinen Wirt nicht; dazu genügt schon, daß seine Erbmasse um ein weniges abweicht. Er kann sich also vermehren, denn das tut er normalerweise, solange sein Wirt lebt. Und er gibt seine Erbinformation weiter. In der Regel wird deshalb die harmlosere Variante eines Infektionserregers überleben. Manche Krankheit begann als todbringende Seuche und endete nach Jahrhunderten als vergleichsweise ungefährliche Kinderkrankheit.

Das Umgekehrte kann natürlich auch passieren: Eine Krankheit, die schon lange existiert, wird plötzlich gefährlich, sie befällt eine größere Zahl von Wirten und verläßt unter Umständen sogar ihr angestammtes Gebiet.

Schriftliche Überlieferungen aus dem Altertum geben uns Kenntnis davon, daß auch schon 2000 Jahre vor unserer Zeitrechnung Epidemien auftraten. Aus Ägypten, Mesopotamien, dem Indusbecken und China stammen die Aufzeichnungen, auf die sich die Wissenschaftler stützen. Häufig wurden die Erkrankungen in den Übersetzungen mangels genauerer Kenntnis als Pest bezeichnet; aber wir wissen heute, daß Pocken, Tuberkulose, Masern, Ruhr u. a. beteiligt waren.

Über einige der schlimmsten Plagen der Menschheit werden wir in diesem Buch berichten: ihre Wanderungen über die Welt, die Veränderungen, die sie durchmachten, wie sie ihrerseits die Welt veränderten, die klinischen Symptome und wie man die Krankheiten bekämpfte. Das Schwergewicht wird dabei auf den Krankheiten liegen, die schon immer die Phantasie der Menschen beflügelten und die deshalb große Auswirkungen auf alle Bereiche des Menschlichen hatten.

Manche Fragen müssen offenbleiben, weil sie im nachhinein nicht mehr beantwortet werden können. Andere wiederum können noch nicht beantwortet werden. Und während wir jetzt bereits wissen, daß Aids eine Seuche ist, die mit den alten Epidemien verglichen werden kann, tauchen am Horizont bereits neue auf...

Pest: »Ein Drittel der Welt starb.«

Die Katastrophe des Mittelalters

»Das Pestschiff! Heilige Mutter Gottes! Verschon uns vor dem schwarzen Tod!«

Mit diesen Worten mag 1347 n. Chr. im Hafen von Genua ein abgestellter Wachposten vor der todbringenden Last der einlaufenden Handelssegler gewarnt haben. Man war vorbereitet: In Griechenland und Sizilien hatten diese drei Schiffe bereits die Erkrankung eingeschleppt, waren mit panisch verängstigter Mannschaft wieder auf See gezwungen worden und versuchten die Landung aufs neue in Genua. Die Kunde vom Schwarzen Tod war ihnen vorausgeeilt. Der Schreckensruf des Ausgucks löste den erbitterten Widerstand der Genueser aus. Mit brennenden Pfeilen versuchten sie zu verhindern, daß die todbringende Seuche an Land kam.

Die Schiffe vertrieben die Genueser – nicht aber die gefürchtete Krankheit. Von der Krim war sie 1347 ausgegangen und gelangte auf unbekannte Weise in die Stadt, genauso, wie sie zwischen 1347 und 1352 die wehrlosen Einwohner zahlloser Städte und Dörfer Europas zwischen Konstantinopel und Grönland überfiel. In den damaligen Zentren des kulturellen Lebens mit hoher Bevölkerungsdichte – den Städten am Mittelmeer – starben mehr Menschen als in den Randgebieten; mancher Ort wurde entvölkert. In Genua allein gab es 40000 Opfer. In Rußland, Polen und Island waren es weniger, jedoch läßt sich mit einem Zeitgenossen ohne Übertreibung sagen, daß ein Viertel bis ein Drittel der Welt starb. Europaweit forderte die Seuche etwa 25 Millionen Menschenleben.

Dieser Seuchenzug durch Europa begann wie ein bakteriologischer Krieg: Auf der Krim rieben sich ständig Tataren an italienischen Kaufleuten. Schließlich wurden die Italiener in Kaffa eingeschlossen. Da brach unter den Belagerern die Pest aus. Voller Wut katapultierten sie – in letzter Sekunde um ihren Sieg betrogen – Leichen der gestorbenen Soldaten über die Mauern. In der Stadt herrschten Pest und Panik. Die wenigen Überlebenden flohen nach allen Seiten – die Christen nach Westen, die anderen nach Osten – und lösten damit den Beginn der Epidemie aus, die als Schwarzer Tod Europa bis zum Jahr 1684 in Angst und Schrecken versetzen sollte.

Zwar wurde die mittelalterliche Pest bei uns am bekanntesten – die einzige Pestepidemie war sie keineswegs. Bereits in der Bibel werden Beulen beschrieben, und die Erwähnung von Ratten und Mäusen legt nahe, daß es sich um Beulenpest gehandelt haben könnte. Genau weiß man es nicht. Dagegen ist die Epidemie, die 542 und 543 n. Chr. in den Mittelmeerländern wütete, als Pest gesichert.

Mit Sicherheit hat diese Pest des 6. Jahrhunderts ebenso wie die des 14. furchtbar zugeschlagen. Der erste Kontakt einer Bevölkerung mit einer Seuche verursacht immer die höchsten Todesziffern. Ohne vorherigen Kontakt mit dem Erreger der Pest konnte niemand immun sein. Andererseits erkrankte jeder, der infiziert wurde. Der Seuche konnte also nur jemand entgehen, der in einem dünn besiedelten Gebiet ohne Fremdkontakte lebte. Die Mittelmeeranrainerstaaten waren jedoch dicht besiedelt...

Im späten Mittelalter nistete sich die Pest – nachdem sie einmal da war – am Mittelmeer als bleibende Krankheit ein: Sie wurde endemisch. Das bedeutet, daß sie niemals mehr ganz verschwand, aber auch nicht mehr so verheerend vernichtete. Es gab Menschen, die immun geworden waren; man lernte, mit der Infektion umzugehen, man schuf Quarantänemaßnahmen oder entwickelte nützliche Rituale.

Im übrigen Europa trat die Seuche sporadisch auf, weniger häufig als am Mittelmeer und mit jeweils mehr Toten im Gefolge. Und auch hier konnte sie nie mehr ganz vertrieben werden.

Ihren letzten großen Paukenschlag setzte die Pest in der Mandschurei Ende des 19. Jahrhunderts, sowie 1911 und 1921. Die Ärzte der Welt eilten dorthin, um erstmals seit der Entdeckung des Erregers eine Pestepidemie mit eigenen Augen zu verfolgen. Und immer noch konnten sie kaum mehr tun, als die übrige Welt vor der Ansteckung zu schützen. Die Erkrankten starben...

An unauffälliger Stelle in den Zeitungen werden auch heutzutage immer wieder kleinere Pestzüge in Afrika oder Kalifornien erwähnt. Der letzte wurde 1991 aus Afrika gemeldet.

Die Pest auf der Ratte

Hier pragmatische Quarantäne bereits im 14. Jahrhundert – dort die Suche nach fiktiven Miasmen (üble Düfte – nichts Konkretes) als Ursache für das Sterben. Die Reaktionen auf die Pest waren sehr verschieden.

Im europäischen Süden handelte die Obrigkeit – im Norden erstarrten die Menschen und erwarteten die Strafe Gottes, oder sie flüchteten wie die Hühner. Auf der indischen Halbinsel verstärkten die Hindus die rituellen Waschungen – auch die Zigeuner pflegten mitsamt ihrer Kleidung prophylaktisch zu baden – und verließen zeitweise die verseuchten Wohnorte. Die Mohammedaner taten nichts dergleichen, sondern erwarteten ihr vorbestimmtes Schicksal. Kommt die Pest, so betet der Heide (die Inder), der Moslim bleibt, es flieht der Christ – so hieß es bis ins 17. Jahrhundert bei den Türken.

Die Quarantäne und die Absperrung von Pestorten waren im Prinzip sehr vernünftig – aber andere Gegenmaßnahmen hatte man nicht, höchstens Hoffnung, und die reichte nicht aus. Heute wissen wir, warum: Die Pest wird weder von üblen Düften noch von Gottes Zorn, sondern von einem kleinen, dicken Bakterium verursacht, das Yersinia pestis heißt. Es erschleicht sich über die Schleimhäute oder über den Blutweg den Eintritt in den Menschen und vermehrt sich dort. Dabei scheidet es Gifte, Toxine aus, die die Symptome verursachen, die wir Pest nennen.

Der Keim hat sich als Dauerbewohner in Flöhen und anderen stechend-saugenden Insekten etabliert, die wiederum auf verschiedenen Nagetieren schmarotzen, längst nicht mehr nur auf Ratten. Die Yersinia lebt im Magen-Darmkanal des Flohs, wird beim Stechen in die Blutbahn des warmblütigen Wirts übertragen und kann sich dort vermehren, bis sie von einem anderen Schmarotzer wieder aufgenommen wird.

Die Ratten sind ebenso empfindlich wie Menschen gegen das Bakterium: Auch sie sterben an der Pest. Andere Nager aber, die in den Steppen Zentralasiens und Zentralafrikas sowie dem Westen des amerikanischen Kontinents zum Teil unterirdisch leben, haben sich mit dem Erreger arrangiert, vor allem verschiedene Murmeltierarten. Sie bilden heute das große Reservoir für die Pest, aus dem jederzeit eine neue Epidemie hervorbrechen könnte. Zwischen der Pest und uns steht lediglich das Streptomycin... und die Hygiene.

Das Entstehen einer Pestseuche war also abhängig von der Infektkette: Bakterium – Floh – Nagetier – Mensch. Es gab zwar den direkten Infektionsweg Bakterium – Mensch, aber er war weniger häufig. Das wiederum heißt, daß die Seuche hauptsächlich dort vorkam, wo Übersiedlung und Schmutz das dichte Zusammenleben von Mensch und

Ratten erst ermöglichte: Pest war in erster Linie eine Armeleutekrankheit.

Erst wenn die Ratten durch Hungersnot, Überschwemmungen oder sonstige Naturkatastrophen aus ihren gewöhnlichen Quartieren auswanderten oder durch ungezielte Bekämpfungsmaßnahmen vertrieben wurden, kamen sie auch zu den Bessergestellten. In der Praxis bedeutet dies, daß die Ratte aus dem Keller ins Obergeschoß wanderte, aus den Hinterhäusern in die Vorderhäuser, aus den Mietskasernen in die Villen, aus der Stadt auf das Land. Und war die Ratte erst tot, so sprang der Floh; am liebsten auf eine andere Ratte, andernfalls auf Menschen – vom Bettler bis zum Kardinal.

Das Pestbakterium reiste im 6. Jahrhundert noch auf der indischen Hausratte und breitete sich mit ihr aus. In Europa war diese Rattenart noch nicht (oder vorübergehend nicht) bekannt. Später, im Mittelalter, als die schwarze Ratte in Europa längst etabliert war, kam die Pest schneller vorwärts.

Man nimmt heute an, daß der zentralasiatische Herd der Pest im Himalaya den Ausgangspunkt für die Pestepidemien der vergangenen Jahrhunderte bildete. Die Verkehrswege und Transportmittel bestimmen immer, nicht nur damals, die Geschwindigkeit, mit der eine Seuche sich fortpflanzen kann. So war also der Pesterreger ursprünglich auf Pferde oder Schiffe angewiesen, um große Entfernungen zu überbrücken.

Möglicherweise wurden die verstreuten Kolonien von Steppennagern im innerasiatischen Raum durch die mongolischen Reiterhorden infiziert. Ausgehend von pestresistenten Pestträgern unter den Nagern in Yünnan und Birma könnte sich der Keim mit den Reitern nach Norden ausgebreitet haben. Die Mongolen schufen immerhin im 13. Jahrhundert feste Post- und Verbindungswege, und ihre

Soldaten legten mit vergleichsweise großer Geschwindigkeit ungeheure Entfernungen zurück.

Ab 1331 jedenfalls brach in China eine Seuche aus, die sehr wohl die Pest gewesen sein könnte. Mit den Händlern wanderte sie dann auf der Seidenstraße entlang nach Westen und traf 1346 in der Karawanserei Astrachan ein und bald darauf in der Krim.

In Europa angekommen, war das Boot das Mittel der Wahl. Die Pest brauchte einen gemächlichen Küstenhandel mit vielen Zwischenlandungen. Die infizierten Ratten hangelten sich von Bord, steckten noch einige Artgenossen an und starben dann. Andere reiselustige Ratten stiegen zu und blieben vielleicht gerade noch gesund genug, um den nächsten Hafen lebendig zu erreichen. Die Mannschaft sorgte auf ihre Weise für die Ausbreitung. So gelangte die Pest entlang der gesamten Küste des Mittelmeers, des Atlantik, der Nord- und Ostsee von einem Ort zum anderen.

Im 19. Jahrhundert stieg der Pesterreger von Pferd und Segelboot auf das Dampfschiff um. Erstmals waren Schiffe schnell genug, um große Entfernungen zu überbrücken, bevor die Wirte gestorben oder immun geworden waren. Zu Columbus' Zeiten hatte das noch nicht funktioniert, und Amerika war von der Pest freigeblieben. Erst in jüngster Zeit sind die Nagetiervölker an der Westseite von Nord- und Südamerika mit dem Pesterreger bekannt geworden. Außer in diesem geographischen Raum hat die Pest ihr Erregerreservoir heutzutage in den Steppen Asiens und im Himalaya sowie in Zentralafrika.

Die Pest trat mit verschiedenen Gesichtern auf, aber immer war sie ein und dieselbe Krankheit. Den Schwarzen Tod nannte man sie, Beulenpest, Beulenseuche, giftige Seuche oder leidige Seich, den großen Sterb, das Sterben an den Drüsen, Lungenpest; die Pusteln hießen Brandbeulen. Die Namen standen natürlich für die vorherrschenden Symptome, und die wechselten: von Jahrzehnt zu Jahrzehnt, von Ort zu Ort, von Jahreszeit zu Jahreszeit...

Die Lungenpest war die schnellste der Verlaufsformen. Ein Mensch, der am Tage gesund gewesen war, konnte in der Nacht schon tot sein. Manche starben bereits eine Stunde nach dem ersten Unwohlsein. Bei der Lungenpest wurde das Bakterium über den Speichel von Mensch zu Mensch übertragen, durch Anhusten beispielsweise. Der Keim wanderte durch die Schleimhaut der Atemwege ein. Der Umweg über die Ratte fand nicht statt; das Bakterium mußte sich weder an eine andere Wirtstierart anpassen, noch die Lymphschranke passieren, und das war der Grund dafür, daß die Lungenpest um so viel gefährlicher verlief als die Beulenpest. Die Infektion war hundertprozentig, und alle starben, die infiziert wurden. Zuweilen war die Lungenpest das vorherrschende Merkmal eines Seuchenlaufs, vor allem im Frühwinter. Im 14. Jahrhundert war diese Form der Pest häufiger als später.

Der Mensch starb bei der Lungenpest an Kreislaufversagen: Luftknappheit und Blauwerden kündigten den nahen Tod an. Noch nicht einmal der Husten war auffällig, wie überhaupt klinische Symptome kaum sichtbar waren, und das war es, was den mittelalterlichen Menschen so sehr geängstigt hat.

Genannt wurde die Pest des Mittelalters allerdings nach einem anderen Zeichen: den großen blauen oder schwarzen

Flecken auf der Haut. Sie entstanden, indem Blutfarbstoff aus den Gefäßen unter die Haut trat; die Blutgefäße wurden gewissermaßen undicht durch die Gifte der Bakterien. Diese flächenhaften Blutungen in der Haut wurden begleitet von Blutungen auf den Schleimhäuten. Auch sie waren nicht bei jeder Pestepidemie in gleichem Ausmaß vorhanden, wenn sie aber vorkamen, waren sie von schlechter prognostischer Bedeutung. Der Kranke starb unter hohem Fieber nach wenigen Tagen. Heute sprechen wir diese Form als hämorrhagische Septikämie an.

Hielt er etwas länger durch, zeigten sich auch endlich die Beulen, die Bubonen, die jahrhundertelang das Hauptmerkmal der Pest waren. Ausgehend vom Flohstich, der meistens erst später als kleine Pustel sichtbar wurde, etablierte sich die Infektion sichtbar am nächstgelegenen Lymphknoten: in der Ellenbogenbeuge, in der Achselhöhle, in der Kniekehle oder im Nacken.

Diese oberflächlich gelegenen Lymphknoten haben grundsätzlich die Aufgabe, Schaden vom Körper abzuwehren, der durch die Haut eintritt. Sie fangen alle Partikel ab, die durch die Lymphbahnen eingeschwemmt werden, eben auch die Pestbakterien, die der Floh übertrug. Der nächstgelegene Lymphknoten also versucht, die Bakterien herauszufiltern und durch seine wichtigsten Zellen, den Lymphozyten, die Abwehr in Gang zu setzen. Auch andere Abwehrzellen aus Gewebe und Blut werden aktiviert, und es entbrennt ein mörderischer Kleinkrieg zwischen den zellulären und humoralen Abwehrmechanismen einerseits und den Bakterien andererseits. Entsprechend schwillt der Lymphknoten an, bis zu Faustgröße, und die Haut der Umgebung ebenfalls.

Nur zuweilen gewinnt der Körper den Kampf. Siegt er, dann werden die Keime unschädlich gemacht, und der Lymphknoten wird wie ein Abszeß eingekapselt. In seinem

Inneren liegen die Bakterien- und Zell-Leichen und höchstens noch einige schwächliche lebende Bakterien. Früher wurde, wenn der Abszeß reif war, die ganze Beule geöffnet und entleert. Der Kranke aber rappelte sich geschwächt und schier ungläubig von seinem Lager auf, überwältigt von der Tatsache, daß er als einer der wenigen dem Tod entkommen war.

Meistens aber verlief die Beulenpest so eben nicht. Meistens nämlich verlor die Verteidigung; die Bakterien vermehrten sich, durchbrachen diese erste Abwehrschranke, wanderten über Lymphbahnen und Blutgefäßsystem weiter und überschwemmten den Körper. Währenddessen vermehrten sie sich massenweise und produzierten ihr gefährliches Toxin: Der Körper wurde immer wehrloser. Ein Pestbubo floß mit dem nächsten zusammen, und das veränderte Gewebe bildete eine einzige geschwollene, sulzige Masse.

Während dieser gesamten Kampfphase des Körpers hatte der Kranke hohes Fieber. Häufig war das Fieber sogar das erste Symptom, zu dem sich Kopfschmerz und Benommenheit dazugesellten. Manchmal auch war die Benommenheit so ausgeprägt, daß Kranke mit Betrunkenen verwechselt wurden.

> Jeder Tag war sonst ein Fest,
> Jetzt aber hab'n wir die Pest!
> Nur ein großes Leichennest,
> Das ist der Rest!
>
> O du lieber Augustin,
> Leg' nur ins Grab dich hin,
> O du mein herzliebes Wien,
> Alles ist hin!

So sang der liebe Augustin, Bänkelsänger und Bruder Leichtfuß, als ihn 1679 städtische Sielknechte als vermeintliche Pestleiche aufgelesen und in eine Grube mit Pesttoten geworfen hatten. Augustin schlief bei den Toten seinen Rausch aus, und danach komponierte er sein berühmtes Lied, das bis auf den heutigen Tag erhalten geblieben ist.

Überwiegend jedoch waren die auf der Straße Eingesammelten wirklich krank. Sie starben meistens zwischen dem dritten und fünften Tag unter schweren Störungen des Allgemeinbefindens an Lungenentzündung oder Kreislaufversagen.

Diese Hauptmerkmale der Pest wurden in einzelnen Fällen, besonders aber in den jüngeren Epidemien, ergänzt um andere Symptome, wie Entzündungen von Herzbeutel, Bauchfell, Rippenfell und Gehirn; es traten Lähmungen auf; Blutgefäße verstopften, Gliedmaßen und Körperteile konnten als Folge davon sogar absterben. Und all das konnte sich über Wochen und Monate erstrecken, mit dem Tod oder der Gesundung enden oder auch nur einer scheinbaren Heilung und später doch mit dem Tod.

In den ersten Pestgängen im Mittelalter erholte sich nur selten jemand. Später aber wurden die Pestepidemien weltweit untypischer, weniger tödlich und daher auch langwieriger. Die oben geschilderten vielfältigen Folgen konnten ja nur deswegen auftreten, weil der Mensch nicht mehr sofort starb, und das wiederum war darauf zurückzuführen, daß der Erreger schwächer geworden war.

Man konnte immun werden, jedoch nur für kurze Zeit und im wesentlichen nur für die grassierende Epidemie. Wenigstens aber verlief die nächste Erkrankung etwas leichter – es sei denn, sie endete tödlich. Nämlich dann, wenn für die nächste Pestepidemie ein zwar eng verwandter, jedoch nicht identischer Erreger verantwortlich war.

»Pestilenz und Fiber... nichts anderes seyn, denn des Teufels Werkhe.« So sprach Luther und war dabei einer derjenigen, die Pestkranke im eigenen Haus aufnahmen und pflegten. Viele Geistliche aber und auch Ärzte hatten konkretere Vorstellungen, und mit diesen flohen sie dann, so weit sie konnten.

Beschreibungen der Pest existieren bereits aus dem Altertum. Über Jahrhunderte beobachtete man die Symptome und sammelte sie schriftlich. Die Venetianer des 15. und 16. Jahrhunderts faßten das gesamte Wissen über Pest etwa wie folgt zusammen:

Die Pest wird erstens verbreitet durch direkten Kontakt mit dem Kranken, zweitens durch Kontakt mit insbesondere den Kleidern des Erkrankten sowie drittens durch eine berührungsfreie Ansteckung im Umkreis des Erkrankten. Die Weiterverbreitung der Pest über Länder hinweg geschieht durch Kranke, Tiere und Gegenstände. Darüber hinaus wußten die klugen Beobachter, daß die erste Form selten, die zweite häufig und die dritte die Regel war. Und damit haben sie die Pest hervorragend beschrieben.

Die Bekämpfung der Pest begann denn in Europa auch ganz vernünftig auf der Basis dieser Erkenntnisse. Genua war 1348 eine der ersten Städte, die sich gegen die Ansteckung zu wehren versuchte. Andere Orte in Italien und Südfrankreich folgten: Fremde, Waren und Schiffe wurden 40 Tage abgesondert – man führte die Quarantäne ein. Verpestete Häuser wurden fortan gesperrt, verpestete Gegenstände gelüftet, in Wasser gereinigt und geräuchert.

Ab dem 15. Jahrhundert wurde die Quarantäne auch für Tiere üblich; die Badestuben wurden geschlossen, Menschenansammlungen verboten und Pestkranke in den alten Leprosenhäusern vor den Stadttoren eingesperrt. Trotzdem kam die Pest immer wieder; die Maßnahmen hatten insgesamt wenig Einfluß. Darum wurden sie verschärft und schließlich die Nichtbeachtung mit der Todesstrafe belegt. Da die Seuche trotzdem nicht aufhörte, begann man, in den Ärzten, dem Pflegepersonal, den Totengräbern und Infektionsknechten die Verbreiter der Pest zu sehen. Sie wurden von der Bürgerschaft ausgesperrt, mit roten Lederwämsen versehen, durch Schellen an den Füßen hörbar gemacht und trugen einen roten Stab, um andere Personen abzuwehren.

Ab 1500 wurden diese Maßnahmen aus Frankreich in Italien, Deutschland, England und Rußland übernommen. Die Ärzte bekamen außerdem noch Schnabelmasken, Glasbrillen und hohe Stelzen, behandelten die Kranken aus zwölf Metern Entfernung, oder wenn das nicht möglich war, durch ein Fenster und öffneten die Bubonen mit Messern an zwei Meter langen Stielen. Und immer noch wanderte die Pest mit unverminderter Kraft durch Europa.

Ab Mitte des 16. Jahrhunderts nahmen sich die Ärzte der Sache im Sinne einer Systematisierung an, an derem Ende Pestordnungen standen, die ritualisierte Verhaltensmaßregeln festschrieben. Die Bekämpfung der Pest wurde dabei meistens einem staatlichen Gesundheitsdienst in die Hände gelegt. Zu dieser Zeit begann der lange Streit der Ärzte über verschiedene Theorien zur Ursache der Pest. Im Spätmittelalter standen sich schließlich in Europa drei Lehrmeinungen gegenüber:

Die einen, die Kontagionisten, sahen die furchtbare Ansteckungskraft der Pest von Person zu Person als wichtigstes Merkmal; das Kontagion war der gefährliche Mittler. Diese Leute sahen also die Tröpfcheninfektion von Mensch zu Mensch im Vordergrund.

Die Infektionisten lehnten das handfeste Kontagion ab. Eine Infektion, die ohne Berührung des Kranken stattfinden konnte, mußte durch ein flüchtiges Luftgift, das vom Kranken ausging, verursacht sein. Bei uns heißt das Luftgift Floh.

Die Epidemisten schließlich wiesen zu Recht darauf hin, daß dieses Gift nicht durch den Kranken, sondern durch eine Verderbnis der Atmosphäre verbreitet werden müsse, denn zu gewissen Zeiten könne man Kranke und Tote berühren, ohne im mindesten selbst gefährdet zu sein. Diese Verderbnis konnte im übrigen allgemein sein oder auch nur lokal durch gewisse Beimengungen zur Luft, den Miasmen. Die Verderbnis war nichts als eine Umschreibung der Ratte.

Nachdem nun die Seuchenbekämpfung in die Hände der Theoretiker geraten war, mußte diese selbstverständlich an den Theorien ausgerichtet werden. Die weitere Bekämpfung der Pest wurde also auf Dogmen aufgebaut. Das der Kontagionisten war am einleuchtendsten...

Manchen Ärzten war die kontagionistische Lehre wichtiger als die Behandlung der Pest. Sie taten sich durch Schlagworte hervor, ließen sich von den Behörden zu Pestausbrüchen rufen, empfahlen kostspielige Maßnahmen, wurden königlich entlohnt und schützten bei allem doch nur sich selber und ihr Portemonnaie.

So kaltschnäuzig die Ärzte, so brutal wurde in manchen Hospitälern das Pflegepersonal. In Südfrankreich um 1630 blühten Hunger und Schmutz in den Hospitälern. Die Krankenwärter und Leichenträger rissen den Eingelieferten habgierig die Kleider vom Leibe und warfen die Beraubten dann zu den Toten – lebend.

Kordons um befallene Städte waren das Todesurteil für die Gesunden in der Stadt. Hungersnöte und Wucher plagten die eingeschlossenen Bürger sowie Erbschleichereien und Verbrechen; Aufruhr gegen die Gesundheitsbehörden waren die Folgen. Die Einwohner konnten den Ratten und

Flöhen nicht mehr entfliehen, während die kranken Ratten trotz allem entwichen – in das nächste Dorf.

Die Kontumaz oder Quarantäne

Die Quarantäneeinrichtungen und -maßnahmen wurden im Spätmittelalter und am Beginn der Neuzeit immer ausgefeilter. Die meisten Mittelmeerhäfen besaßen schließlich eine Quarantäne, die in den Grundzügen immer noch auf den ältesten Lazaretten in Venedig und Marseille aufgebaut war.

In der Nähe des Hafens wurde, vornehmlich auf einer Insel, ein großer Platz von Mauern umschlossen und mit zwei Wassertoren und einem Landtor versehen. Der Komplex war von einem Militärkommando bewacht. Zu jedem der bewachten Wassertore gehörte ein Platz zum Entladen der Waren. Die Gebäude waren in vier verschiedene Abteilungen gegliedert: eine für die Wohnungen der Beamten, sowie Speise- und Waschhaus; die zweite für unverdächtige Personen und Waren; die dritte für Verdächtige und die vierte für Pestkranke. Jeder Reisende bekam seinen persönlichen Wächter, der die Quarantäne in allen Phasen mitmachte. Die unverdächtigen Reisenden durften miteinander und mit der Außenwelt durch das Landtor nur zu bestimmten Zeiten verkehren.

Neun bis vierzehn Tage wurden die Waren und die Leute an Bord gelüftet, dann kamen sie in eine Räucherkammer, bei Verdacht zweimal, wenn aus einem Pestgebiet kommend, dreimal. Jedes Räuchern mußte extra bezahlt werden . . . Nach neun oder zehn Tagen durfte der Reisende aus unverdächtigem Gebiet die Quarantäne verlassen, wenn er bereit war, neue Kleider von der Anstalt anzunehmen, wenn nicht, saß er doppelt so lange.

Auch auf Land wurden Sperren gegen die Pest aufgebaut. Eine Landquarantäne als Dauereinrichtung wurde 1770 an der österreichisch-ungarischen Grenze gegen die Türkei errichtet. Die 15 000 Kilometer lange Schutzlinie aus Quarantäneanstalten und Wachthäusern sicherte ab, daß unausgesetzt Menschen, Waren, Vieh und Briefe, die nach Österreich hinein sollten, gereinigt wurden.

Die größte und schönste dieser Anstalten, eine Musteranstalt also, befand sich in Semlin an der Donau. Eine vier Meter hohe Mauer umgab das Anwesen, und wie bei der Seequarantäne wurden auch hier die Passanten entkleidet, geräuchert und in Klausur gebracht, sechs bis zehn Frauen und Männer in einem Raum, zusammen mit einem Diener. Nur höhergestellte Personen konnten sich ein Einzelzimmer leisten und durften es auf ihre Kosten mit Möbeln einrichten lassen. Täglich fand eine ärztliche Untersuchung der Abgesonderten statt; diese durften nur zu bestimmten Stunden in den Hof oder ans Sprachgatter. Nach der Pestordnung des Jahres 1770 betrug die Kontumaz (Quarantäne) 21 Tage, in verdächtigen Zeiten 28.

In den Reinigungsspeichern für Waren wurden täglich die Dinge von einem bestimmten Diener umgeschichtet und gelüftet. Er arbeitete mit bloßen Armen, damit er möglichst großen Hautkontakt mit den Waren bekam. Täglich wurde er von einem Arzt untersucht und im Krankheitsfall durch einen anderen Versuchsmenschen ersetzt.

Diese größte Einrichtung der österreichischen Desinfektionsindustrie hatte 1830 einen Direktor, einen Arzt, drei Warenaufseher, einen Schreiber, einen Aufseher für die Briefräucherung, mehrere Unterbeamte, Türhüter, Boten, Fuhrleute, Gefängniswärter und 22 Putzmänner. Sie nahm bis zu 80 000 Silbergulden im Jahr ein.

Rund hundert Jahre nach Einrichtung des Kordons mußte die österreichische Regierung öffentlich eingestehen, daß diese ganze aufwendige, kostspielige Einrichtung unfähig gewesen war, auch nur ein einziges Mal den Einbruch einer Epidemie von der Türkei her in die Monarchie zu verhindern. Kein Wunder: Man sperrte den Menschen ein und ließ die Ratten laufen und die Flöhe hüpfen...

Aber die Pestabwehr war zu einem einträglichen Geschäft für Staaten, Städte, Behörden und Einzelpersonen geworden. In regelmäßigen Abständen ergingen die Warnungen für eine nicht vorhandene Pestseuche, – nur damit die Abgaben höher geschraubt werden konnten, – damit die Einnehmer des Fürsten sich nicht in die Dörfer zum Zinseinsammeln wagten – damit der Bischof die Klöster nicht visitierte... Es gab viele Interessen, die alle in den Ruf mündeten: »Die Pest kommt!«

Der Heilige Rochus und andere Gegenmittel

Man konnte sich gegenüber der Pest natürlich auch anders verhalten als die Gelehrten in Paris – aber nur wenn man nicht fixiert wurde von dem Wissen, daß die große Konjunktion der oberen Planeten Saturn, Jupiter und Mars um 1 Uhr mittags am 20. März des Jahres 1345 unter dem 14. Grade des Wassermanns die Ursache für die Seuche war. Die Menschen in Asien, die schon viel länger mit dem Pesterreger zu tun hatten, wehrten sich gegen ihn weitaus pragmatischer. Übereinstimmend meinten sie, daß die Pest der Erde entstammt, und die logische Folge war die Flucht.

Im zentralasiatischen Hochgebirge jagten die Tungusen bei Frühlingsbeginn mit Vorliebe den Tarbagan, eine Murmeltierart. Vor der Zubereitung des schmackhaften Tieres pflegten sie das Fleisch in der Achselgegend herauszulösen und wegzuwerfen. Dieser Brauch erklärte sich mit einer alten Sage: In der Vorzeit wurden dreiste Jäger durch einen mächtigen Geist bestraft, indem sie in Murmeltiere verwandelt wurden. Die kleine weiße Stelle in der Achsel ist der Rest des Menschen, alles andere tierisch und darum eßbar.

Die Beobachtungsgabe dieser Nomaden und die daraus entwickelte Schutzhandlung ist an Zweckmäßigkeit nicht mehr zu überbieten: Sie brauchten das Fleisch, aber sie vermieden genau jenen kleinen Punkt, den Lymphknoten, der das Bakterium, eingekapselt, enthalten konnte.

Die Tusemzen in Ostsibirien vermieden in bestimmten Jahren den Fang der Murmeltiere, vor allem dann, wenn die Tiere ihre Scheu verloren und sich greifen ließen. Steckte sich ein Mensch trotz allem am kranken Tier an, verließen die Nomaden sofort ihre Jurten, sonderten die Kranken ab und kehrten erst nach langer Zeit an diesen Ort zurück.

Ähnliches geschah im 19. Jahrhundert in den Gebirgstälern des Himalaya am Ursprung des Ganges. Sobald die Menschen die Gebirgsratten wandern sahen, oder ein großes Sterben unter den Hausratten und Mäusen auftrat, verließen sie sofort ihre Häuser, zogen sich in Höhlen des Gebirges zurück und kehrten nicht vor einem halben Jahr zurück. Auch Versuche der englischen Kolonialbehörden, die Häuser durch Desinfektionsmaßnahmen wieder bewohnbar zu machen, konnten deren Besitzer nicht überzeugen – und das war gut so, denn noch Anfang des 20. Jahrhunderts stritt man darüber, ob die Ratte überhaupt im Zusammenhang mit der Pest steht. Das Bakterium kannte man längst, die Infektkette aber nicht...

So bewährten sich die eingefahrenen, zum Teil ritualisierten Verhaltensmaßregeln der eingeborenen Bevölkerung gut, wo die Pest endemisch war. Die rationalen Maßnahmen des Militärs – auf wissenschaftlicher Basis natürlich – hätten dagegen zu einem Ausbruch der Seuche führen können.

Ein anderer Verstoß gegen bewährte Gebräuche geschah in der Mandschurei. Dorthin strömten nach 1911 chinesische Jäger und fingen alle Bobaks – ebenfalls Murmeltiere –, die sie fanden. Die eingeborenen Nomaden des Gebietes pflegten aufgrund eines Tabus diese Tiere nur zu schießen, niemals in Fallen zu fangen. Träge Tiere durften nicht angefaßt werden, und wurde ein krankes Tier entdeckt, brach die ganze Gemeinschaft sofort die Zelte ab. Die chinesischen Jäger nun, in Unkenntnis der bewährten Schutzmaßnahmen, steckten sich sofort an den Tieren an, die den Pesterreger endemisch beherbergten. Ein lokaler Pestherd entstand schnell in der nächstgelegenen Stadt, und von dort breitete sich die Pest entlang der neugebauten Eisenbahnlinie aus.

Auch in Europa entwickelten die Völker, unabhängig vom Treiben ihrer Gelehrten, Rituale. Eines davon, emsig unterstützt durch die Geistlichkeit, war die Anrufung von Heiligen. In Pestzeiten waren es vor allen Sebastian und Rochus, die Schutz bringen sollten.

Sebastians Verbindung mit der Pest beschränkt sich darauf, daß dem Heiligen für den Fall seiner Hilfe während eines Pestzuges im Jahre 680 ein Altar versprochen wurde. Die Pest hörte sofort auf, und Sebastian wurde für Pest zuständig. Der im 13. Jahrhundert in Südfrankreich geborene Rochus dagegen pflegte freiwillig Pestkranke in vielen Städten und wurde endlich selber angesteckt. Bei einem zweiten Pestanfall soll er gestorben sein. Seine opfervolle Tätigkeit jedoch machte ihn noch nicht zum Pestheiligen. Das wurde er erst, als sein Bildnis während des Konstanzer Konzils von 1414 durch die pestbefallene Stadt getragen wurde. Ein junger Mönch hatte sich an den Lokalheiligen Rochus erinnert und wurde dadurch zum Retter der Stadt... Die Kirchenfürsten aber flohen vorsichtshalber oder schlossen sich ein.

Hilfe versprach man sich in Europa auch von magischen Mitteln, Worten, Buchstaben, Zahlen, die geschrieben, gesprochen, verbrannt, angehängt usw. wurden. Von Zeichen aus dem Pythagoras bis zu den Benediktuskreuzen und Zaubersprüchen diente alles dem einen Zweck: dem Geldgewinn aus der Todesangst.

Ein wenig mehr Sinn hatten Amulette aus Quecksilber, in Haselnüssen vergossen, Arsen und Kampfer sowie riechende Früchte oder Kräuter, die der Mensch in Pestzeiten mit sich führte. Immerhin kann man geltend machen, daß manche dieser Geruchsstoffe die Flöhe zumindest vorübergehend abgelenkt haben mögen. Überhaupt läßt sich aus den meisten der alten Volksmittel eine wissenschaftlich erklärbare Wirkung herausschälen. Im Kern bleibt ein Desinfektionsmittel oder sogar ein Antibiotikum übrig, die bei wenig virulenten Bakterien durchaus hinreichend wirksam sein konnten. Versagen mußten sie natürlich bei großer Virulenz des Erregers. Ein Hausmittel konnte also bei der einen Pestepidemie schützen, bei der nächsten versagen. Es ist stets eine Frage des Gleichgewichtes zwischen der Dosierung der wirksamen Substanz und der Virulenz des Erregers gewesen.

Kräuteressige spielten beispielsweise eine große Rolle unter den Hausmitteln. Die Fortentwicklung eines solchen Pestessigs, zusammengestellt von Johann Maria Farina um 1700, heißt heute Eau de Cologne.

Zwiebel und Knoblauch, seit alters her im Orient in Gebrauch gegen Krankheiten, nicht nur gegen Pest, enthalten mehrere antibiotisch wirkende Substanzen, wie Allicin, Allistatin und Garlicin. Auf sie legte man sehr viel Wert, hängte sie an die Tür oder trug sie mit sich herum.

Zu den zahllosen Einzelbeobachtungen, die die Menschen im Laufe der Jahrhunderte gemacht haben, gehört auch, daß bestimmte Berufsgruppen vor der Pest geschützt schienen, unter anderem Wasserträger und Badediener, Ölträger im vorderen Orient, sowie Gerber und Tabakhändler in anderen Gegenden. Ölträger wurden jedoch nur verschont, wenn sie sich wenig wuschen und die Kleidung kaum wechselten. Vermutlich hielt der Geruch des Öles die Flöhe ab; darüber hinaus aber ist bekannt, daß viele ätherische Öle antibiotische Substanzen enthalten.

Verdampfende Substanzen benutzte man auch beim Ausräuchern von Krankenzimmern. Aus der arabischen Medizin wurden Terpentin, Weihrauch und Kampfer übernommen, aber auch Schwefel, Myrrhe, Wacholder, Raute, Salbei, Lavendel u.m. Als Antiflohmittel mögen sie im geschlossenen Raum geholfen haben, jedoch nicht mehr, wenn sie in Gesichtsmasken, Parfümschnäbeln und Schwämmchen eingeschlossen wurden. Vor allem die Kontagionisten bedienten sich dieser makaber aussehenden Mittel. Ihre Ärzte pflegten zu Pferde, beschützt von Fußknechten, eingehüllt in Wachskleidern – genau wie das Pferd –, in Handschuhen, mit Schnabelmaske Besuche bei den Kranken zu machen: mündliche Behandlung von der Straße aus...

Seit dem 15. Jahrhundert wurden zur Vorbeugung gegen die Pest künstlich eiternde Wunden erzeugt und vorsätzlich am Heilen gehindert. Genährt wurde die Hoffnung auf den Schutz dadurch, daß Menschen mit chronischen Erkrankungen wie Syphilis, Tripper und Lepra häufiger verschont wurden als Gesunde. Unter bestimmten Bedingungen mag die Methode Erfolg gehabt haben, denn auch sie hat einen medizinischen Kern: Die künstliche chronische Entzündung putschte sämtliche Abwehrmechanismen des Körpers auf. Und es konnte durchaus sein, daß die eindringenden Pestbakterien erfolgreich von der dichten Phalanx aus Abwehrzellen abgeschlagen wurden. Dasselbe Prinzip wandte man noch vor 20 Jahren in der Veterinärmedizin als allerletztes Mittel gegen chronische Gelenkentzündung bei

Pferden an. »Ziehen von Haarseilen« hieß die Methode, bei der terpentingetränkte Stricke (früher Pferdehaar) durch die Unterhaut gezogen wurden, und so hieß sie schon, als sie noch ein Pestmittel war.

Noch sonderbarer mutet ein Mittel an, das hochgerühmt wurde und das der Rat der Freien Reichsstadt Nürnberg 1533 zur Behandlung von Pestbeulen empfahl: Ein junger Hahn war zu rupfen und mit dem After auf die Pestbeule des Patienten zu setzen. Starb das Tier, nahm man ein nächstes; die Prozedur wurde fortgesetzt, bis endlich ein Hahn am Leben blieb.

Was passierte aus medizinischer Sicht? Heute würde die therapeutische Vorschrift lauten: Lokale Verabreichung eines Breitspektrumantibiotikums kombiniert mit Vitamin B 12; Behandlung mindestens einen Tag über das Abklingen der Symptome hinaus. Nichts anderes tat man mit dem Hahn. Alles war in seinem Kot vorhanden. Der letzte Hahn in der Kette funktionierte etwa nach dem gleichen Prinzip, wie der oben beschriebene Packer in der österreichischen Quarantänestation.

Auf Anhieb etwas verständlicher sind die Methoden mittelalterlicher und neuzeitlicher Pestknechte und Totengräber, die sich gegen die Pest schützten, indem sie Buboneneiter tranken oder Bubonen aßen. So unappetitlich es auch anmutet, es war doch nichts weiter als eine aktive Immunisierung. Viele ähnliche Selbstversuche wurden durch Ärzte unternommen, viele Versuche an Gefangenen durchgeführt. Oft endeten sie mit dem Tode. Manchmal auch passierte gar nichts, wenn nämlich keine Pestbakterien mehr in der Beule vorhanden waren, und dann war der vermeintliche Erfolg bloße Selbsttäuschung.

Die aktive Immunisierung wurde seitdem von Ärzten etwas appetitlicher aufbereitet. Heute impft man mit lebenden, abgeschwächten Bakterienkulturen dort, wo eine lokale Seuche, eine Endemie, ausgebrochen ist. Der Impfschutz ist heute noch umstritten. Er ist drei bis sechs Monate wirksam – gegen die Beulenpest, aber nicht gegen die Lungenpest.

Glücklicherweise sind wir in der Lage, den Pesterreger ohne Rochus und Hahn mit Antibiotika bekämpfen zu können: Streptomycin, Tetracycline und Chloramphenicol sind brauchbar. Dennoch muß ein Ausbruch der Pest der Weltgesundheitsorganisation, der WHO, gemeldet werden: Die Pest ist eine der vier Quarantänekrankheiten; Kontaktpersonen müssen sechs Tage in Quarantäne.

»Ich bin der schnelle schwarze Tod . . . «

Das Gedicht geht weiter: »Ich überhol' das schnelle Boot und auch den schnellsten Reiter«, aber das war offensichtlich ein Irrtum. Der Schwarze Tod kroch, mit schleichenden Schritten kam er heran, wie es ganz richtig in einer alten Chronik heißt. Vermutlich machte diese langsame Ansteckung einen Teil des Grauens aus, der die Leute in entfernteren Gegenden überfiel. Das Nachrichtensystem war zwar auch langsam, aber immer noch schneller als die Pest, und so konnten sich die Menschen gewissermaßen ausrechnen, wo sie als nächstes auftauchen würde. Die Ausbreitung ging ja durchaus logisch vor sich, von Ort zu Ort, zu den Hafenstädten per Schiff schneller, auf Land langsamer, es sei denn, an Flußläufen entlang. Nur zuweilen übersprang die Pest einen Ort, damals glaubte man sich auf wundersame Weise gerettet – und war es dennoch nicht, denn meistens kam die Pest später zurück. Im Jahr 1349 brauchte die Pest ein halbes Jahr von Straßburg nach Köln.

Die Menschen hatten also Zeit, sich geistig auf das Ereignis vorzubereiten. Nicht jeder konnte es sich leisten zu fliehen, wie es in der Pest 1527-1529 in Deutschland üblich wurde: Hofhaltungen, Behörden, Gerichte, Universitäten wechselten unaufhörlich den Standort.

Die panische Angst, die die meisten ergriff, brauchte ein Ventil. Da es die Flucht nicht sein konnte, waren die Menschen ein williges Opfer für Volksbewegungen. Eine dieser Massenbewegungen war der Zug der Geißler durch Mitteleuropa.

1348 bis 1350 schlossen sich an diversen Orten zornige, ängstliche Menschen zusammen. Sie zogen durch die Orte, riefen deren Bewohner zur Buße auf und geißelten sich als sichtbares Zeichen ihrer eigenen Reue. Damit hofften sie, Gottes Zorn beschwichtigen zu können, den er in Gestalt der Pest über sie geschickt hatte. Aber auch Wut trieb sie, Wut über die Priester, die aus Pestgegenden flohen, die Kranken ohne letzte Ölung sterben ließen und dem Fegefeuer überantworteten. Die Dörfler wurden mitgerissen. Sie tauchten Tücher in die blutenden Wunden der Flagellanten, umarmten und küßten sich – und zogen mit. So vergrößerte sich ständig der Strom der geißelnden Menschen. Aus allen Schichten der Bevölkerung kam der Zulauf: Dörfler, Städter, Adel, abtrünnige Priester. Sie geißelten sich durch ganz Deutschland bis nach Flandern. Die Stimmung eskalierte, sie wuchs bis zur Ekstase – die Funktionäre aber ordneten die Anhänger in Bruderschaften von mehreren hundert Männern.

Die Geißler verwarfen die Beichte, den Ablaß, die Seelenmessen; sie drohten dem Papst und der weltlichen Obrigkeit. Das aber ging zu weit: Mochten die Geißler vorher einige Sympathie bei mancher Obrigkeit gehabt haben, jetzt aber fingen sie an, sich als Revolutionäre zu gebärden. Die Kirche sah sie ohnehin als Ketzer an. Mit dem gemeinsamen Widerstand weltlicher und geistlicher Macht nahm der Spuk ein plötzliches Ende.

Eine der Ursachen für den raschen Zustrom zur Geißlerbewegung war, daß sie den Menschen einen glaubhaften Grund für die Pest nennen konnte: Die Juden waren schuld. Das Gerücht kam aus Spanien, und 1348 gestanden denn auch ganz folgerichtig elf Juden in Savoyen auf der Folter, daß sie Brunnen und Quellen mit Hilfe eines Giftes aus dem maurischen Spanien verunreinigt hätten. Wie ein Lauffeuer ging die Anklage von Südfrankreich über die französische Schweiz nach Deutschland, England und Skandinavien. Das bot Anlaß, 300 jüdische Gemeinden mit grausamsten Mitteln zu vernichten. Die Menschen wurden verbrannt, lebendig begraben, in Weinfässer gestopft und in den Rhein geworfen; manche zogen es vor, sich selbst zu verbrennen, bevor sie den Mörderbanden in die Hände fielen. Überlebende flohen in den Osten und wurden in Österreich und Polen aufgenommen.

Aber auch andere Schuldige wurden gefunden: Im Rußland des Jahres 1286 hatten Tataren die Brunnen vergiftet, in Frankreich hatten es im 14. Jahrhundert die Armen, im 15. Jahrhundert die Leprakranken getan, sofern es nicht die Ketzer gewesen waren, in Schlesien im 17. Jahrhundert die Totengräber und 1896 in Bombay die Engländer. Überall gab es ausreichend Minderheiten oder Feinde, denen man nachsagte, in böser Absicht Pest zu verbreiten.

Überhaupt haben Brunnenvergifter und Pestschmierer die Phantasien der Menschen schon seit Jahrhunderten bewegt. Im Jahre 90 gingen im Römischen Reich Stecherbanden um, die unbemerkt Menschen mit infizierten Nadeln vergifteten; jedoch glaubt man heute, daß es sich nicht um Pest, sondern um Pocken gehandelt hat. Seneca aber schreibt von dem furchtbaren Verbrechen der Pestilentia manufacta (sozusagen die handgemachte Pest). Auch Luther berichtet von den bösen, pestilenzischen Leuten, die andere mit der Pest beschmeißen. Zur gleichen Zeit wurden

in Italien verschiedene Vorkommnisse von Pestschmiere-
reien bekannt, u. a. ein Fall, bei dem 40 Männer und Frauen
Salben aus Bubonen zubereiteten und die Türriegel der
Häuser einschmierten, deren Besitzer sie töten wollten.
Diese Art der Pestübertragung erinnert in beklemmender
Weise an die Anfänge der Impfungen...

Mit den Flagellanten gemeinsam hatten die Veitstänzer
den Haß gegen die Geistlichkeit. Auch sie waren eine plötzlich entstandene und sich schnell ausbreitende Sekte im
Gefolge der Pestangst. Von 1347 an fluteten sie von Aachen
aus in die Niederlande sowie nach Belgien und Frankreich.
Ihre religiöse Verzückung äußerte sich in wilder Tanzwut,
und ihr Zorn richtete sich gegen die Priester, deren sittenlo-
ser Lebenswandel und vielfach fehlende Bildung und Ausbildung allgemein angeprangert wurden.

Geißler, Veitstänzer, Teufelsbruderschaften, heidnische
Philosophien – entstanden aus der Urangst vor der Pest und
vermischt mit christlicher Mystik – bildeten den großen
Sumpf, der sich schließlich in der Reformation klärte.

Eine gänzlich andere Form der Reaktion auf die nahende
Pest gab es in der Literatur. Giovanni Boccaccio verdanken
wir die galanten Erzählungen des Decamerone, die sich
zehn vornehme Florentiner Bürger auf einem Landsitz er-
zählen, während in Florenz die Pest wütet. Hier, wie auch
an anderen Begebenheiten zeigt sich, daß die Pest eine Armeleutekrankheit ist: Wer fliehen kann, hat die Möglichkeit, ihr zu entgehen. Ob in einer Villa wie die Florentiner
oder neben dem lodernden Kaminfeuer wie Papst Clemens
VII. oder wie die Engländer in den sauberen Obergeschos-
sen, während das indische Personal im Erdgeschoß stirbt:
Die räumliche Entfernung von den Ratten war der wirk-
samste Bestandteil der Prophylaxe.

Daniel Defoe war Augenzeuge der großen Londoner Pest
von 1665, wenn auch erst fünf Jahre alt. Er verwandte

authentische mündliche Berichte und eine Sammlung zeitgenössischer Schriften, um einen großartigen Roman über die Pest zu verfassen, der sich wie ein Tatsachenbericht liest. Der Journalist Defoe brachte sein Werk im März 1722 heraus, zu Beginn der Sommermonate, wo im allgemeinen die Pest aufzuflackern pflegte, und in der sicheren Erwartung, daß die Pestepidemie von Marseille (1720/21) über Amsterdam London demnächst erreichen würde.

Das Ende der Pest

Genaugenommen hat die Pest noch gar kein Ende genommen, aber auffällig ist doch, daß die Seuchenzüge immer schwächer wurden, immer mehr Menschen überlebten, und das auch ohne Impfungen und Antibiotika. In Nordwesteuropa gab es sie praktisch nach 1684 nicht mehr. Die Frage ist sogar, ob sie nicht allmählich ihr natürliches Ende erreicht hat.

Die wichtigste Voraussetzung für die Weiterverbreitung der Pest war die Infektkette über die Ratte. Zwangsläufig also mußten alle Maßnahmen, die die Ratten verminderten oder die Entfernung zwischen ihnen und dem Menschen vergrößerten, zum Abflauen der Pestepidemien beitragen. Unter anderem wirkte sich in Europa die zunehmende Holzknappheit aus. In den Städten baute man immer öfter aus Stein, einerseits wegen der Erschöpfung der Holzvorräte, andererseits, um der Brandgefahr zu entgehen. Auch die Fachwerkwände schwanden allmählich und vor allem die Stroh- und Reetdächer. Und mit ihnen die kleine schwarze Hausratte.

Etwas später, in Europa seit dem 17. Jahrhundert, begann die große graue Wanderratte außerdem die Hausratte zu verdrängen. Die Wanderratte war genauso empfindlich gegen den Pesterreger wie die Hausratte, aber sie war scheuer und pflegte nicht in direkter Nähe des Menschen auf dem Kornboden und in Dachkammern zu leben, sondern in sumpfiger Hafengegend, an Schleusen etc.

Mit Sicherheit also trugen veränderte Umweltbedingungen zum Verschwinden der Pest bei, wahrscheinlich auch größere Hygiene und möglicherweise die allmähliche Verbesserung der Ernährung. Wir wissen, daß Pest meistens als Folge von Hungerjahren auftrat – zugegebenermaßen, weil in solchen die Ratten näher an die Menschen heranrückten –, möglicherweise aber auch, weil Mangelernährung der Epidemie grundsätzlich Vorschub leistete.

Ein zweiter Faktor dürfte das Bakterium selber sein. Denn die auffallend schwankende Virulenz des Keims, in dessen Spektrum sowohl die absolut tödliche Lungenpest als auch eine ziemlich harmlose Vereiterung eines Lymphknotens liegen, läßt es denkbar erscheinen, daß er sich über die Jahrhunderte gewandelt hat, angepaßt an seine veränderte Umgebung, angepaßt in einer Form, die auch ihm das Überleben sicherte.

Noch nicht geklärt ist, wieweit Kreuzreaktionen mit anderen Erregern die Pest beeinflußt haben mögen. Beispielsweise wäre es durchaus möglich, daß Yersinia pseudotuberculosis, ein dem Pesterreger verwandter Keim, verschiedene Nagetiervölker durchseucht und vollständig immun gegen Pseudotuberkulose sowie teilweise immun gegen Pest gemacht hat. Und wenn der Wirt nicht stirbt, gibt es für den Parasiten keinen Grund, einen neuen zu suchen – das gilt dem Floh für tierische Wirte ganz genauso wie für menschliche. Welches auch die Ursachen sein mögen: die Pest hat für uns ihren Schrecken verloren, trotz der indischen Pestepedemie im Herbst 1994.

Lepra: Die Kranken
mit dem Löwengesicht

Der Aussatz, wie man früher sagte, ist eine derjenigen Krankheiten des Menschen, mit denen wir es nachweislich schon ganz lange zu tun haben; und dennoch ist Lepra uns immer noch ein Rätsel, obwohl wir gemeinhin davon ausgehen, daß wir die bakteriellen Infektionen beherrschen.

Bekannt ist uns der Aussatz bereits aus Talmud und Bibel, insbesondere deshalb, weil mit seinem Auftreten religiöse Vorschriften, wie Absonderung, verbunden waren. Mit Sicherheit gab es ihn auch im alten Indien; schriftliche Quellen berichten im 7. Jahrhundert v. Chr. schon von Lepra. In allen Quellen werden Symptome geschildert, die außer Lepra noch andere, chronisch verlaufende Hautkrankheiten einbeziehen und die wir deshalb heute nicht mehr als Lepra ansprechen würden. Manche Medizinhistoriker sind sogar der Meinung, daß sich in diesen alten Beschreibungen auch Syphilis verborgen haben könnte.

Das Leprosorium

Dem Talmud ist zu entnehmen, daß Menschen, die von bestimmten Hautkrankheiten befallen waren, die Gesellschaft zu verlassen hatten. Dabei war die Aussonderung der Kranken keineswegs zwangsläufig eine hygienische, sondern in erster Linie eine religiöse Maßnahme; ob jemand als »unrein« in diesem Sinne galt, wurde deshalb nicht von Ärzten entschieden, sondern von Theologen. Für Leprakranke, die nicht jüdisch waren, hatten die Vorschriften dementsprechend keine Gültigkeit.

Der Ausbruch der Krankheit wurde als Strafe Gottes

verstanden, verhängt wegen Götzendienst, Blutschande, Diebstahl, Raub, Meineid, Hausfriedensbruch usw. Bei Geschlechtsverkehr während der Menstruation träfe die Strafe sogar das Kind, das daraus resultierte – glaubte man.

Die Kranken lebten nach den Berichten des Talmud – der einen Zeitraum von mehreren Jahrhunderten bis etwa zum 6. Jahrhundert nach Christus umfaßt – außerhalb der Siedlungen; von definierten Leprosenhäusern ist aus dieser Zeit nichts bekannt. Zu den Synagogen hatten die Kranken – möglicherweise nur in Zeiten gelockerter Vorschriften – Zutritt, waren jedoch räumlich von den Gesunden getrennt. Die Städte durften sie betreten, hatten sich dabei aber durch Warnrufe kenntlich zu machen. Nach der Heilung durften sie in die menschliche Gesellschaft zurückkehren.

Die Vorschriften des Alten Testaments hingegen waren eindeutig streng: Es forderte die Aussonderung der Kranken, außerdem sollten diese ihre Kleider zerreißen und ihre Haare lang wachsen lassen. Letzteres war wahrscheinlich ursprünglich als Zeichen der Trauer zu verstehen, als Zeichen der Trauer über ein gottloses Leben, das nun sichtlich bestraft wurde, denn auch die Bibel definiert die Lepra als Strafe Gottes.

Wann Lepra zum ersten Mal in Europa auftrat, ist ungewiß. Den alten Griechen war sie vermutlich nicht bekannt, den Römern erst im letzten Jahrhundert vor Christi Geburt. Die zeitlich nächstfolgenden Nachrichten über Lepra erhalten wir durch Hospitalbauten im 6. Jahrhundert in Frankreich, durch Beschlüsse bezüglich Lepröser auf Kirchenkonzilen desselben Jahrhunderts, sowie 643 n. Chr. durch ein Edikt des Langobardenkönigs Rotharis, in dem gesetzliche Bestimmungen zur Heirat Lepröser geregelt werden. Die Verschiedenartigkeit der Reaktionen läßt darauf schließen, daß Lepra zu dieser Zeit in mehrfacher Hinsicht zum Problem wurde, daß sie sich also epidemieartig in Europa ausgebreitet haben muß.

Die Leprakranken lebten im frühen Mittelalter vor den Stadtmauern: Als Feldsieche fristeten sie ihren Lebensunterhalt, widerwillig und nur zu bestimmten Zeiten in den Städten geduldet. Auch aus dem christlichen Byzanz ist überliefert, daß die Leprakranken von ihren Familien verstoßen und aus den Städten vertrieben wurden. Ohne sehen, tasten und schmecken zu können, seien sie draußen wie Vieh umhergeirrt, den Stock an die gefühllose, verkrüppelte Hand gebunden.

Im 7. Jahrhundert jedoch wurden in Frankreich erste Aussätzigenhäuser gegründet und in der Folge in vielen Ländern Europas Lepraheime eingerichtet, in denen die Kranken in einer festgefügten, teilweise klosterähnlichen Ordnung lebten. Insgesamt soll deren Zahl – nach einer alten Schrift – bis zum 13. Jahrhundert auf 19 000 angewachsen sein. Realistisch wird wohl eher eine geringere Anzahl sein, jedoch ist das, was übrigbleibt, immer noch überraschend hoch.

Die Leprosenhäuser wurden anfänglich durch Spenden und Stiftungen finanziert; die Insassen trugen durch Betteln zu ihrem Lebensunterhalt bei. Im Spätmittelalter waren die Kranken besser gesichert; ihre Fleisch-, Wein- und Bierrationen waren höher bemessen als die anderer Bedürftiger.

Mit zunehmender Etablierung der Leprosorien begannen diese nämlich, ihr Wesen zu verändern: Sie waren einerseits von Almosen abhängig, andererseits besaßen die Kranken zum Teil Vermögen, dessen sie bei der Einweisung verlustig gingen. So war es nur natürlich, daß die Änderung des geltenden Rechts aus den Leprosenhäusern selber betrieben wurde. Die Folge war, daß die Kranken einen Teil ihres Vermögens miteinbringen durften; auf dieser Basis konnten sich die Leprosenhäuser allmählich zu gut funktionierenden Wirtschaftsbetrieben entwickeln, die ähnlich wie Klöster allerlei Rechte hatten und Liegenschaften bewirtschafteten. Hand in Hand damit ging natürlich auch, daß die Leprosorien nicht mehr das Asyl bildeten, als das sie begonnen hatten, sondern durchaus gesuchte Stätten zur Altersversorgung wurden. Man kaufte sich dort ein wie zu anderen Zeiten ins Kloster; arme Kranke waren nicht mehr gerne gesehen. Arme Kranke aus einem fremden Bezirk gar wurden verjagt. Und selbstverständlich lebten dort schließlich nicht mehr nur Leprakranke, sondern auch Gesunde, die den Kranken als Diener gefolgt waren. Diese ganze Entwicklung ist natürlich nur vorstellbar zu einer Zeit, als die Lepra ihren Schrecken verloren hatte, als sie relativ harmloser geworden war.

Mit dem 16. Jahrhundert begann die Lepra als endemische Krankheit in Europa allmählich zu verschwinden; die Leprosorien leerten sich von Süden nach Norden. Sie wurden mit Bedürftigen oder Syphiliskranken erneut gefüllt. Wahrscheinlich nahm die Virulenz und damit die Anstekkungsfähigkeit des Lepraerregers ab; milde Formen wurden vermutlich nicht mehr als Lepra erkannt. Das etwa zeitgleiche Abnehmen der Lepra und das Auftreten der Syphilis werten manche Wissenschaftler sogar als Hinweis darauf, daß einige Leprasymptome nunmehr als Bestandteil der Syphilis verstanden wurden, die es in Wahrheit schon vor 1492 gegeben habe – eine Frage der Statistik also.

Dennoch blieben in ganz Europa bis in dieses Jahrhundert kleine Krankheitsherde erhalten, besonders in Norwegen, Portugal und Spanien. In Deutschland gab es noch 1909 ein Lepraheim in Memel. Die spanische Leprakolonie existiert bis heute. Insgesamt schätzt man die Zahl der Leprakranken auf der ganzen Welt auf etwa zwölf Millionen Menschen, vor allem in Indien, Afrika, Mittel- und Südamerika.

Die neuzeitliche Behandlung leprakranker oder -verdächtiger Menschen war zwar nicht mehr so hart wie die mittelalterliche, dennoch hatte jeder einschneidende Maßnahmen zu erwarten. In Deutschland war die Aufnahme verdächtiger oder kranker Personen in das o. g. Heim in Memel – in Ergänzung des Reichsgesetzes – im preußischen Gesetz zur Bekämpfung übertragbarer Krankheiten geregelt. Nach diesem Gesetz von 1905 und seinen Ausführungsbestimmungen waren auch krankheitsverdächtige Personen sofort abzusondern, ihre Bewegungsfreiheit in der Öffentlichkeit wurde stark eingeschränkt oder total verboten, sie unterlagen der regelmäßigen – unangemeldeten – Kontrolle durch den Kreisarzt. Selbst Ansteckungsverdächtige – das wurde jemand, der zusammen mit einem Kranken gelebt hatte, auch wenn er keinerlei Anzeichen von Krankheitssymptomen aufwies – mußten sich über einen Zeitraum von fünf Jahren Kontrolluntersuchungen unterwerfen. Ansteckungsverdächtige Kinder durften nicht zur Schule gehen.

Totenmesse für die Lebendigen

Das Mittelalter hatte ein ausgeklügeltes Ritual, um Leprakranke zu definieren und aus der menschlichen Gesellschaft auszuschließen. Dieses war sicher nicht zu allen Zeiten und an allen Orten dasselbe; überall jedoch in Europa wurden die Kranken mit alttestamentarischer Härte von den Gesunden getrennt. Die Krankheit wurde seitens der christlichen Kirche sogar mit Heidentum bzw. Ketzerei des Kranken verknüpft: In mittelalterlichen Kirchenbildern bedeutet die Taufe gleichzeitig die Heilung von der Krankheit – der Täufling wurde in jeder Beziehung rein.
Der Lepraverdacht wurde meist von Nachbarn oder Ver-

wandten ausgesprochen; dem zuständigen Pfarrer drohte die Exkommunizierung, wenn er die Anzeige unterließ.

Wer das Unglück hatte, der Lepra verdächtig zu sein, hatte sich der Beschau eines Gremiums aus Ärzten, Geistlichen und geschworenen Frauen zu stellen. Wurde er für krank befunden, mußte ein schriftliches Gutachten erstellt werden – im Spätmittelalter ein Lepraschaubrief –, das die Grundlage für die dann folgenden Maßnahmen bildete. Allerdings gab es beträchtliche Unterschiede: Das Blinken von Gold beim Verdächtigen konnte die Leprazeichen durchaus auslöschen.

Die wichtigste Folge war, daß man den Kranken offiziell aus der kirchlichen Gemeinschaft ausschloß. Mancherorts wurde für einen Leprakranken sogar die Totenmesse gefeiert, um ihn auszusegnen. Aber auch ohne dies galt er für tot; ausgestoßen aus der menschlichen Gesellschaft wurde er von Verwandten und Bekannten bis zum Tod gemieden. Nur ehrlos war er nicht geworden – diese Tatsache war es vermutlich, die erlaubte, den Leprakranken Geld aus dem Almosenwesen zuzuwenden.

Zahlreiche Stiftungen ermöglichten daher den Sondersiechen der Städte, sich zu ernähren und zu kleiden, und sie schufen ihnen ein Unterkommen. Im Spätmittelalter waren die Plätze im Leprosorium derart begehrt, daß gefälschte Lepraschaubriefe unter der Hand gehandelt wurden.

Bis zum 15. Jahrhundert waren die Leprakranken ein brauchbares Objekt der christlichen Caritas – weniger um ihrer selbst willen, als wegen des Seelenheils, das sich der Spender damit erkaufte. Überspitzt formuliert, kann man behaupten, daß das vorreformatorische Mittelalter eine Krankheit wie die Lepra brauchte: Als Institution war sie willkommen – die von Gott bestraften Kranken wurden mit Faszination betrachtet, wenn auch der einzelne Abscheu erregte. Heilige auf Bildern pflegen und küssen Leprakranke – zur Mahnung der Gläubigen, denen Schauder der Bewunderung und des Entsetzens über den Rücken gelaufen sein müssen. Diesen moralischen Druck abzuwerfen, mußte der Gläubige um jeden Preis versuchen...

Ziel der christlichen Mildtätigkeit war deshalb nur der Leprapositive, der bereit war, sich in das Sondersiechenhaus einweisen zu lassen. Wer das nicht wollte, wurde der Stadt verwiesen und mußte wohl oder übel als Feldsiecher vor den Toren der Stadt vegetieren. Oder er schloß sich einer der Gruppen von Kranken und Vagabunden an, die umherzogen und zu gewissen Zeiten zur Landplage wurden. Wegen der Hilfsbedürftigkeit fast aller Leprakranken in der einen oder anderen Form war es für sie zweckmäßig, in größeren Verbänden zu leben.

Der Abscheu des Bürger vor dem nicht städtisch organisierten Leprakranken konnte sich bis zu tätlichen Übergriffen steigern, wie in Frankreich, wo die Leprösen beschuldigt wurden, die Pest ins Land gebracht zu haben. Zu Hunderten wurden sie verbrannt.

Äußerlich war der Kranke als Ausgestoßener gekennzeichnet: Er trug einen schwarzen Rock, auf dessen Brustteil zwei weiße Hände aufgenäht waren, zum Zeichen dafür, daß die Hand Gottes schwer auf ihm laste. Ein großer Hut mit weißem Band, ein Paar Handschuhe, ein Fäßchen für Wasser, ein Korb und eine Klapper vervollständigten das Lazaruskleid der Demütigung. Nur zu bestimmten Zeiten im Jahr wurde den Leprakranken erlaubt, die Städte zu betreten. Bei der Annäherung an Gesunde hatte der Aussätzige sich durch Klappern oder Blasen in ein Horn bemerkbar zu machen. Denn war die Krankheit auch eine Strafe Gottes, so hatte doch jeder Angst vor Ansteckung. Sogar ein Windzug, der vom Kranken herüberwehte, galt als gefährlich.

Der Bader blies das Horn.

Das reichte natürlich nicht aus, um die Lepra zu bekämpfen, aber es diente der Kundschaft des Baders als Signal, daß das Badewasser heiß war. Und dann strömten arm und reich in die Badestuben des Mittelalters. So wie unsere Kinder am Sonnabend ihr Taschengeld erhalten, bekamen die Dienstboten ihren Badepfennig für das sonnabendliche Bad. Die Ärmsten des Volkes durften sich aus den Stiftungen der »Seelenbäder« ihr Geld abholen.

Ein bedeutender Schub der Lepra kam mit den rückkehrenden Kreuzfahrern nach Europa und das Schwitzbad gleich mit. Die Badestuben wurden wegen des Aussatzes im 12. Jahrhundert in Deutschland allgemein eingeführt, da man Schwitzbäder für ein ausgezeichnetes Schutzmittel dagegen hielt. Aus Rom stammte das Schwitzbad mit trockener, erhitzter Luft, aber etwas später brachten Rußlandfahrer die Kenntnis nach Hause, wie man mit Hilfe von erhitzten Steinen Wasserdämpfe erzeugt. Die Wasserdämpfe wurden zu Heilbädern, wenn man Kräuter hinzufügte, und das Schwitzen steigerte sich, wenn die Haut sanft mit Laubbüscheln geschlagen wurde. Der Bader besorgte außer dem Wasser auch die Haarpflege und behandelte Hautleiden.

Soweit die Theorie zum mittelalterlichen Saunabetrieb. In der Praxis sah es meist etwas anders aus. Was anfänglich ein großes Bedürfnis nach körperlicher Reinlichkeit gewesen war, wurde zur geselligen Zusammenkunft von leichtbekleideten – wenn überhaupt – Männern und Frauen. Weil Bäder über Stunden als gesund galten, dehnte man sie aus, aß und trank, damit man nicht vom Fleische fiel, und gegen Langeweile gab es ja den Tanz. Der Bader wurde allmählich ersetzt oder unterstützt durch Bademägde, die ihren Kunden willig zur Hand gingen und auch sonst allerlei Liebesdienste erwiesen.

Aber die Bäder waren der Obrigkeit suspekt. Dennoch badete man gegen den wachsenden Unmut der Moralhüter an, bis Ende des 15. Jahrhunderts die aufkommende Syphilis ein willkommener Vorwand war, die Bäder zu schließen. Und die Lepraerkrankungen gingen zurück!

Ob nun das Bad als Schutzmaßnahme ebenfalls aus der Bibel entlehnt wurde, oder ob man sich von seiner Nützlichkeit überzeugt hatte, sei dahingestellt. Heute wissen wir, daß Lepra eine Krankheit ist, die mit Armut, räumlicher Enge und schlechten hygienischen Verhältnissen einhergeht. Das Baden also war durchaus vernünftig, vor allem, wenn man bedenkt, daß der Lepraerreger durch Schmierinfektionen übertragen wird.

Jedenfalls verordnete schon der Prophet Elischa einem syrischen General sieben Bäder im Jordan. Im Talmud fragt Rabbi Jochanan seine Zuhörer: »Warum gibt es keine cara'ath-Kranken (Lepra sowie möglicherweise weitere chronische Hautkrankheiten) in Babylon? Weil sie Mangold essen und Bier trinken und im Wasser des Euphrat baden.« Man könnte beiden Textstellen natürlich die Erfahrung unterstellen, daß Wasser aus bestimmten Gegenden einen günstigen Einfluß auf Hautkrankheiten hat, ebenso wie Hefe und Vitamin B im Bier und möglicherweise auch Mangold. Die Interpretation bleibt allerdings unsicher.

Ursache: übermäßiger Fischgenuß?

Es gibt wissenschaftliche Werke des vorigen Jahrhunderts, in denen auf vielen Buchseiten das Für und Wider der These erörtert wird, daß zu viele bzw. salzige oder krankhaft veränderte Fische Lepra verursachten. Insbesondere die Chinesen, die an vielen Küsten der Welt eingewandert seien, mit Vorliebe Küchen betrieben und dort minderwertige Fische verwendeten, trügen zur Ausbreitung der Lepra bei.

Dies ist natürlich alles Unsinn und reduziert sich auf die Tatsache, daß Menschen, die gezwungen sind, lange und einseitig von gesalzenem Fisch zu leben, nicht zu den Bessergestellten gehören – und schlechte Ernährung kann dem Ausbruch der Lepra, wie mancher anderer Krankheit auch, Vorschub leisten.

In Wahrheit wird Lepra durch ein Bakterium übertragen, dem Mycobacterium leprae, das der Norweger Hansen 1874 identifizierte; zu einer Zeit, in der die wenigsten Mediziner noch an die Infektiosität der Erkrankung glaubten. Denn die Erkrankung war seit dem Mittelalter auch ohne adäquate Behandlung kontinuierlich zurückgegangen, und manches an ihr entzog sich dem logischen Denken. Sie ließ sich letztendlich weder von den Kontagionisten noch von den Anhängern der Bodenlehre Pettenkofers (s. Cholera) schlüssig erklären. Unter anderem fiel den Forschern auf, daß sie mancherorts auf sehr kleine Bezirke, ja sogar Familien beschränkt war. Heute weiß man zwar mehr, jedoch fehlen immer noch Stücke im Leprapuzzle.

Mycobacterium leprae hat als einzigen Wirt den Menschen; seine Besonderheit ist, daß man den Keim weder im gewöhnlichen Nährmedium, in der Gewebekultur noch in den herkömmlichen Versuchstieren, mit Ausnahme der Mäusepfote, züchten kann. Ansonsten ist ausschließlich das neunbändrige Gürteltier geeignet.

Das Bakterium ist ein Parasit, der sich nur innerhalb bestimmter Zellen vermehren kann; dazu gehören die Freßzellen des Blutes (Makrophagen) und Nervenzellen. Bei den meisten Menschen töten die Freßzellen die eingedrungenen Leprakeime ab; bei relativ wenigen jedoch sind sie dazu nicht imstande. Es wird die Erblichkeit dieses Defektes der Immunabwehr diskutiert. Die verschiedenen klinischen Ausprägungen der Lepra sind davon abhängig, wie stark die Immunantwort des Körpers geschädigt ist.

Diese Theorie der Vererbung von Lepra – oder zumindest die Anlage, unter passenden äußeren Bedingungen Lepra zu entwickeln – ist keine neue. Schon vor hundert Jahren diskutierte man sie. Aber immer noch beruht sie auf Schlußfolgerungen, ohne jede Spur eines Beweises.

Die Übertragung des Keims erfolgt durch Kontakt über die geringfügig verletzte Haut oder Schleimhaut. Besonders bakterienhaltig ist der Nasenschleim des Kranken. Am meisten sind Kinder gefährdet. Heutzutage beträgt die Inkubationszeit der Lepra drei bis fünf Jahre, aber auch über zehn Jahre, sogar bis zu zwanzig Jahren, wobei der Kontakt zu einem Erkrankten über längere Zeit eng und intensiv sein muß.

Ganz anders war es offenbar im Mittelalter: Die Erkrankung muß schnell und als direkte Folge eines flüchtigen Kontaktes mit Erkrankten entstanden sein. Da die zurückkehrenden Kreuzfahrer einen erneuten Schub von Lepra nach Europa brachten, kann man davon ausgehen, daß sie sie im wesentlichen bei den Frauen des vorderen Orients akquirierten – nach Vergewaltigungen oder bei bezahlten Dirnen – und anschließend untereinander weitergaben. Diese Vermutung wird genährt durch die Tatsache, daß Lepra seit alters her, auch schon in der Antike, als Strafe für »Unzucht« angesehen wurde. Ein anderer Zusammenhang zwischen einer chronischen Hauterkrankung und Geschlechtsverkehr ließe sich nur herstellen, wenn man davon ausginge, daß die Syphilis bereits damals in der alten Welt existiert hätte.

Für eine anfänglich akute, später chronische Krankheitsform sprechen auch die historischen bildlichen Darstellungen: Bis etwa 1400 n. Chr. dominieren in den zeitgenössischen Abbildungen bei den Leprakranken Flecken; danach werden diese abgelöst durch die Darstellung der schrecklich verstümmelten Gliedmaßen (einzige Ausnahme: Hiob); ab dem 17. Jahrhundert signalisieren vorwiegend die Symbole des Leprakranken, um welche Erkrankung es sich handelt, die Symptome aber werden kaum mehr dargestellt, weil der Künstler sie nicht mehr aus eigener Anschauung kannte. Mit aller Vorsicht läßt sich daraus ableiten, daß die Leprakranken im Früh- und Hochmittelalter an der Knotenform der Lepra litten und häufig in einer akuten Phase der Erkrankung starben, in der nach außen hin erst die Hauterscheinungen sichtbar geworden waren. Im Spätmittelalter dagegen dürfte der Keim – mit abgeschwächter Virulenz – häufiger die Nervenform verursacht und den Kranken ausreichend Lebenszeit gelassen haben, um die mutilierenden Schäden zu entwickeln. Dieselbe Verlaufsform könnte man logischerweise für den vorderasiatischen Raum annehmen, wo aus dem byzantinischen Reich von den Verstümmelungen berichtet wird, nachdem die Krankheit bereits lange Zeit bekannt ist.

Knoten- und Nervenaussatz

Heute heißen die Ausprägungen der Lepra – wenig anschaulich – lepromatöse und tuberkuloide Lepra; beide Arten gehen ineinander über und sind vielfach nicht scharf abgrenzbar.

Hauptsymptom der lepromatösen Lepra (Knotenform) ist die ungehemmte Bakterienvermehrung in Haut und Schleimhaut; diese Herde wuchern zu Knoten, entweder nach und nach oder plötzlich unter hohem Fieber und Anschwellen der lokalen Lymphknoten. Während die Bildung über den ganzen Körper fortschreitet, kann es zum Verschwinden einzelner Knoten kommen, wobei weiße Flecken zurückbleiben. Die Knoten wachsen und fließen zu größeren Flächen zusammen, sie können aber auch zu Geschwüren mit geringer Heilungstendenz aufbrechen.

Am meisten werden Gesicht und Extremitäten von den Knoten ergriffen. Die letzteren werden in ihrer Funktion behindert, das Gesicht aber bekommt durch die Verdickungen ein typisches Aussehen: Satyriasis nannte man früher die faunähnliche Veränderung oder auch Facies leonina – das löwenähnliche Antlitz. Auf den Schleimhäuten treten die gleichen Veränderungen auf: Das Atmen und Schlucken wird behindert oder sogar durch die starke Anschwellung völlig unterbunden. Gelingt es dem Kranken trotz der Erstickungsanfälle und der Schwierigkeit, Nahrung aufzunehmen, weiterhin am Leben zu bleiben, so gehen die Zerfallsprozesse weiter in die Tiefe: Chronischer, blutiger Schnupfen, Lockerung der Schneidezähne, Zungenatrophie sind die Folge, die platte Hakennase oder die Rüsselnase des Leprakranken können entstehen. Auch an Augenlidern und Hornhaut bilden sich Knoten – bis zur Erblindung. Die Lymphknoten des betreffenden Gebietes sind stets mitbeteiligt und schwellen hochgradig an.

Bei der Nervenform (tuberkuloide Lepra) entwickeln sich auf der Haut schleichend Flecken, die sich allmählich vergrößern. Anfängliche leichte Schmerzen gehen bald in Gefühllosigkeit dieser Bezirke über. Unabhängig davon entwickelt sich zuerst peripher, später auch am Stamm Gefühllosigkeit, die aus der Zerstörung der Nerven des Gebietes resultiert. Mit dieser geht durch Nichtgebrauch von Muskeln der Schwund von Muskelkraft einher. Das Gesicht verliert jede mimische Fähigkeit und erhält einen stupiden Ausdruck. In seltenen Fällen wurden – in früheren Zeiten – die Kaumuskeln so atrophisch, daß der Unterkiefer durch eine Binde hochgebunden werden mußte. Durch den mangelnden Lidschluß kann es auch zu Geschwüren der Augenhornhaut kommen. Die Klauenhand ist typisch für die Krankheit, wie ausgestanzte Geschwüre an den Fußsohlen ebenfalls. Überhaupt können die Geschwüre zum Verlust ganzer Finger- oder Zehenglieder, sogar der ganzen Hand oder des Fußes führen.

Der Leprakranke litt an diesen Symptomen über Jahre, häufig unter Fieberanfällen. Schließlich starb er an Erschöpfung oder durch Sekundärkrankheiten. Die knotige Form ist die bösartigere; der Kranke starb eher als bei der Nervenform, mit der er durchaus 20 Jahre vegetieren konnte. Die Knotenform wurde Ende des 19. Jahrhunderts vorwiegend in Gegenden beschrieben, in denen Lepra relativ neu war. Die Nervenform dagegen trat dort auf, wo sich seit Jahrhunderten ein Gleichgewicht zwischen Keim und Wirt hatte ausbilden können.

Die oben geschilderten Symptome gab es im Regelfall schon lange nicht mehr, aber jahrhundertelang waren sie die unvermeidlichen Begleiterscheinungen dieser unheilbaren, unheimlichen Erkrankung gewesen. Heute ist die Behandlung mit Chemotherapeutika und Antibiotika möglich. Bei der tuberkuloiden Lepra ist die Prognose gut, und eine Heilung innerhalb weniger Jahre kann erwartet werden, bei der lepromatösen Form aber läßt sich nur bei etwa 90 Prozent der Patienten nach fünf- bis zehnjähriger Behandlung eine Inaktivität der Krankheit erreichen.

Bei beiden Formen ist leider wegen der jahrelangen Behandlung mit Resistenzbildung der Keime zu rechnen; die kombinierte Anwendung von Medikamenten kann diese jedoch u. U. verhindern. Der Bedarf an neuen, besseren Arzneimitteln ist trotzdem noch groß: Je kürzer die Behandlungsdauer, desto sicherer läßt sich die Krankheit weltweit kupieren. Die größte Schwierigkeit ist zur Zeit noch, die kranken Menschen überhaupt zu erreichen und im Rahmen eines Therapieprogramms ständig und lückenlos zu betreuen.

Syphilis oder die Franzosen

Moral und andere Torheiten

»Allein nicht allezeit stößt der Arzt auf moralisch Verdorbene« (Frauen, d. V.), schrieb der Wiener Arzt Peyerl in seinem 1850 erschienenen Buch über Syphilis.

Aber in der Mehrzahl der Fälle war es eben doch moralisch verdorben, das von Syphilis befallene Weib. Denn täglich konnte sich Herr Peyerl davon überzeugen, daß Selbstsucht mit ihren üblen Folgen wie Eitelkeit und Verstellung die Triebfeder des Weibes war... »Sie wird läugnen (die Syphilis zu haben, d. V.), und sollte es auch nur sein, um die Frage, ob sie einen Fehltritt begangen habe, zu verneinen.«

Sein moralisierendes Urteil über syphiliskranke Frauen schränkt dieser ganz durchschnittliche Wiener Arzt dann aber doch zu der Aussage ein, daß es Ehefrauen gegeben haben mag, die, ohne moralisch verdorben zu sein, Syphilis hatten. Und für die Behandlung dieser von ihren Ehemännern angesteckten, unschuldigen Gattinnen empfiehlt er denn auch ganz folgerichtig, sie auf die Herkunft des Übels gar nicht erst aufmerksam zu machen, um ihnen »Millionen von Thränen« zu ersparen. Im Gegensatz zu den schuldhaften Frauen hatte ein Mann, »ehemals Offizier, öfter das Unglück, durch unreinen Beischlaf angesteckt zu werden«.

Nach Dr. E. M. Peyerl waren die Männer die bedauernswerten Opfer; er repräsentierte mit dieser Haltung im großen und ganzen die Einstellung des 19. Jahrhunderts. Überhaupt waren Geschlechtskrankheiten tabu; manche Männer steckten lieber ihre jungen Ehefrauen an, als daß sie sich vor der Hochzeit an einen Arzt wandten. Kein Wunder – waren doch Geschlechtskrankheiten die Folge von unsittlichem Leben und Ausschweifung. Papst Leo XII. verbot 1826 die Anwendung des Kondoms; nun konnte die Sünde wieder uneingeschränkt an dem schuldigen katholischen Körperteil sichtbar werden.

Nur zu Beginn des seuchenartigen Auftretens der Syphilis war diese vorurteilsfrei wie jede andere Krankheit auch angesehen worden. Die unbekümmerten Sitten des ausgehenden Mittelalters leisteten der Verbreitung der Erkrankung jedoch Vorschub. Schon bald begriffen die Leute den Zusammenhang zwischen der Existenz der Frauenhäuser (Bordelle) und Badestuben einerseits und der Ausbreitung der Syphilis andererseits. Auch die Obrigkeit begriff... Aus hygienischen Gründen wurden deshalb diese Einrichtungen geschlossen oder derart von der Obrigkeit reglementiert, daß sie allmählich eingingen. Die Bäder, die einst als Hygieneeinrichtung gegen Lepra begonnen hatten, büßten nun ihre Funktion aus denselben Gründen ein. Vorgeblich – denn in Wahrheit waren sie Staat und Kirche schon lange suspekt geworden: »Da sitzen sie in einem Badestuhl und reden ketzerisch wider Gott und Kaiser«, hieß es in einer Schrift.

Danach aber wurde die Syphilis endgültig als Geschlechtskrankheit mit dem Aspekt der Moral belegt. Für die Kirche war sie eine von Gott gesandte Strafe, ungeachtet der Tatsache, daß Päpste und berühmte Kirchenleute an ihr zugrunde gingen. Überhaupt sind sehr viele, sehr berühmte Männer an Syphilis gestorben. Männer waren es, die Syphilis zur Seuche machten, und Männer versahen sie mit dem Aspekt der Moral – der aber traf hauptsächlich die Frauen.

Moral aber war seit jeher ein Ding, das sich vorzüglich eignete, um bestimmte Gruppen von Menschen, auch ganze Gesellschaftsschichten – die unteren – in Schach zu halten. Weniger betroffen von solchen Vorstellungen sah man sich bei Hofe, insbesondere während des galanten Rokoko. Man lächelte darüber hinweg und traf seine Maßnahmen.

Besonders unangenehm an dieser primären Geschlechtskrankheit war nämlich, daß sie sich nur anfänglich geheimhalten ließ. In den späteren Stadien ließen sich weder Pusteln im Gesicht und an den Händen, noch der Haarausfall, noch die blumenkohl- und warzenförmigen Auswüchse der Haut und der Gestank, der von den aufbrechenden Geschwüren ausging, verbergen.

Die Modetorheiten einer ganzen Kulturepoche waren deshalb notwendig, um die Symptome zu kaschieren, und reichten doch nicht aus. Nicht ohne Grund wurden im Rokoko Perücken immer üppiger, die Puderschichten in den Gesichtern von Männern und Frauen immer dicker, Handschuhe und Spitzenjabot unverzichtbar. Man lebte lange mit der Syphilis – und meistens wurde sie immer auffälliger, bis man dann endlich qualvoll starb.

Die Franzosen und die Deutsche Krankheit, die Polnische Seuche und…

Die Lustseuche begann ihren Marsch durch Europa 1494 mit dem Söldnerheer Karl VIII. von Frankreich. Dreißigtausend zusammengewürfelte Mann aus Frankreich, den Niederlanden, Deutschland und vor allem Spanien zogen von Lyon nach Italien, ihren Kampf hauptsächlich unter den Röcken der Frauen fechtend, und als die Männer wieder in ihre Heimatländer zurückkehrten, hatten sie über Europa eine der schrecklichsten Seuchen verbreitet, die es je gab.

Die Historiker wissen nicht ganz genau, ob die Syphilis

schon vor 1493 in Europa existierte. Man meint, Hinweise aus alten Texten zu kennen, die möglicherweise auf milde Formen dieser Krankheit in der alten Welt hindeuten könnten. Auch biologisch ist es denkbar: Ein Krankheitserreger kann unter gleichbleibenden äußeren Bedingungen ein akzeptables Gleichgewicht zwischen sich und seinem Wirt aufbauen. Ändern sich aus irgendeinem Grund die Lebensbedingungen, kann der Keim sich plötzlich spezialisieren und virulenter werden.

Für Infektionserreger sind Klimaveränderungen vor allem anderen gravierend: Hüllt der Mensch sich fester in Kleidung ein, sind dem Keim die kleinen Hautabschürfungen und offenen Wunden verschlossen, durch die er vorher in den Körper schlüpfte. Er muß sich also eine andere Eintrittpforte suchen, zum Beispiel die Geschlechtsorgane. Genau das, meinen Medizinhistoriker, könnte hier geschehen sein: Intensivere Schafzucht und Anstieg der Wollproduktion kann die Menschen Europas veranlaßt haben, sich gegen die ab dem 14. Jahrhundert zunehmend kälteren Winter warm einzupacken. Da die Seuche jedoch zweifelsfrei im Heer ausbrach, ist es genausogut möglich, daß nicht die wärmere Kleidung den Keim zum Umweg zwang, sondern die homosexuellen Praktiken der Soldaten ihm einen schnellen und einfachen Weg zugänglich machten.

Die Krankheit, die möglicherweise eine Urform der Syphilis sein könnte, heißt Frambösie; sie kommt heute nur in den Tropen vor. Verursacht wird sie durch Treponema pertenue, einem Erreger, der morphologisch und in seiner Antigenstruktur mit dem Erreger der Syphilis identisch ist. Die Unterschiede liegen im klinischen Bereich. Jedenfalls ist die Frambösie keine Geschlechtskrankheit, sondern eine chronische Infektionskrankheit der Haut, die durch direkten Kontakt entsteht. Die Symptome sind denen der Syphilis überraschend ähnlich. Am empfänglichsten für die

Krankheit sind Kinder – auch dieses Merkmal deutet auf das beträchtliche Alter der Frambösie hin.

Die klinischen Merkmale der Frambösie hätten die mittelalterlichen Ärzte zweifellos unter den Begriff Lepra eingeordnet. Wie Lepra und wie Syphilis geht sie einher mit schubweiser Knotenbildung in der Haut, mit Übergreifen der Veränderungen auf das benachbarte Gewebe, bis hin zur tiefgreifenden Einschmelzung von Knochen und Gelenken; besonders der Bereich der Nase kann genauso auffällig verstümmelt sein wie bei Lepra und Syphilis.

Folgt man der Argumentation, daß es Syphilis schon immer in der alten Welt gegeben habe, so ist es durchaus logisch, daß Frambösie und Syphilis anfänglich unter den Begriff Lepra fielen und erst später die seuchenhaft auftretende, modifizierte Form einen eigenen Namen erhielt.

Die Zeitgenossen jedoch glaubten und mit ihnen die meisten heutigen Medizinhistoriker, daß die Syphilis durch die Matrosen von Christoph Columbus aus Westindien nach Europa eingeschleppt worden ist. Diaz de Isla, ein spanischer Arzt, sammelte zwischen 1493 und 1542 reichliche Erfahrungen mit der Syphilis; er beschreibt in seinen Abhandlungen, wie sich die Mannschaft des Columbus bei ihrer ersten Amerikafahrt auf der Insel Hispaniola (Haiti) mit der serpentinischen Krankheit (Syphilis) ansteckte, worauf der größte Teil der zurückkehrenden Männer in Spanien bereits krank ankam. Die Erkrankung war dort völlig unbekannt. In Haiti aber sollen damals schon rationelle Heilmethoden existiert haben, insbesondere mit Hilfe von Guajak. Die Zeitgenossen wußten auch zu berichten, daß die Erkrankung bei den Inselbewohnern sehr viel leichter auftrete als bei den Spaniern.

Und auch in diesem geographischen Raum existierte damals wie heute eine Krankheit, die wie die Urform von

Syphilis anmutet: Pinta. Erreger ist Treponema carateum, das in wesentlichen Eigenschaften – Morphologie, Antigenität, Beweglichkeit – identisch mit den Verursachern von Syphilis und Frambösie ist. Pinta ist ebenfalls eine Krankheit hauptsächlich der Jugendlichen, wird durch Schmierinfektion übertragen, befällt chronisch die Haut unter Mitreaktion der Lymphknoten und hat ein nach mehreren Jahren einsetzendes Spätstadium. Vor rund hundert Jahren begann die Erkrankung in seltenen Fällen noch mit Allgemeinsymptomen, wie wir sie heutzutage von vielen Infektionen gewöhnt sind: Fieber, Kopfschmerz, Appetitlosigkeit usw. Sie ist also bereits innerhalb des Zeitraums verläßlicher Medizinhistorie schwächer geworden, in Richtung auf Kinderkrankheit abgedriftet.

So haben wir zwei mögliche Erklärungen für die Entstehung von Syphilis in Europa, die beide belegbar und logisch sind. Mit unserem derzeitigen Wissen kann man keine der Theorien bevorzugen.

Die zurückgekehrten, infizierten – zumindest das steht fest – Seeleute ließen sich sofort in das Heer Karl VIII. anwerben... Aus der Sicht des Erregers war ein aktives Söldnerheer eine geradezu ideale Voraussetzung zur Verbreitung. Jedenfalls brach die Seuche aus, als das Heer Neapel belagerte.

Zahlreiche Berichte über die Lustseuche erschienen mit dem Beginn des 16. Jahrhunderts, so daß man davon ausgehen kann, daß den Zeitgenossen die Krankheit wirklich neu oder in dieser seuchenhaften Form noch nie dagewesen war.

Fast jede Nation belegte sie mit dem Namen eines Nachbarlandes, aus dem sie ohne Zweifel gekommen war, meistens natürlich direkt vom Lieblingsfeind. Morbus Gallicus, Spanish Disease, Franzosenkrankheit oder einfach die Franzosen nannte man sie, in Portugal el mal de los castellanos, in Polen die Deutsche Krankheit, in Rußland die

Polnische Seuche. Nur die Franzosen selbst sagten verständlicherweise mal de Naples.

Als Syphilis bezeichnete der Veroneser Pathologe Girolamo Fracastoro sie 1530 in seinem Gedicht »Syphilis sive Morbus Gallicus«, in dem der Hirte Syphilus wegen Gotteslästerung mit der französischen Krankheit geschlagen wird. Einige Jahrzehnte später hieß sie auch Lues venera. Lues stand einfach für Seuche, Pest, ansteckende Krankheit der Liebesgöttin Venus. Und Syphilis und Lues sind denn auch die beiden Namen, die geblieben sind, nachdem die Historie der Krankheit schon lange vergessen war und mit ihr der volkstümliche, kernige Name.

Von spanischem Kragen und venerischen Bubonen

Was den Ärzten heute an Syphilissymptomen vor Augen kommt, ist nur ein schwächlicher Abklatsch dessen, was einstmals die Menschen als Seuche zu Tode erschreckte. In den ersten Jahrzehnten nach 1495 starben die Menschen schnell unter allgemeinem Kräfteschwund und Abmagerung. Im 16. Jahrhundert bereits wurde der Verlauf der Erkrankung langsamer; die Betroffenen waren für ihr ganzes Leben mit den charakteristischen Symptomen geschlagen und starben an einem davon. Eine vollständige Heilung gab es kaum.

Die gewissermaßen jüngste Verlaufsform, die wir aus der Zeit vor der Entdeckung der Antibiotika kennen, war das Erscheinungsbild der Syphilis in drei deutlich voneinander getrennten Phasen, deren letzte nicht unbedingt eintreten mußte und bei der es auch Spontanheilungen gab.

Im folgenden geben wir einen Überblick über die häufigsten Symptome der Erkrankung, so wie sie sich uns im 18. und 19. Jahrhundert darstellt. Die wesentlichste Wandlung, die die Syphilis im Verlauf der Jahrhunderte mitgemacht hat, dürfte in der Geschwindigkeit gelegen haben, mit der die einzelnen Phasen aufeinanderfolgten, so daß ihr Erscheinungsbild im 16. und 17. Jahrhundert prinzipiell ähnlich gewesen sein muß.

Das erste Symptom sah harmlos aus und wurde wohl auch wenig beachtet: eine glänzend rote, schmerzlose Stelle auf Haut oder Schleimhaut, die zuweilen nur stecknadelkopfgroß war. Die Genitalien oder der Mundbereich waren häufig Sitz dieses ersten Anzeichens der Lustseuche, das nach vier bis sechs Wochen auch ohne Behandlung wieder verschwand. Auch die leichte Verhärtung des nächstgelegenen Lymphknotens konnte unbemerkt bleiben. Äußerlich schien die Syphilis eine lokale Erkrankung zu sein, aber bereits in diesem Stadium hatten die Erreger den Wirt überschwemmt und bereiteten unausweichlich die zweite Phase vor – derweil ansteckend für jeden Partner beim Geschlechtsverkehr.

Sie begann meistens vier bis acht Wochen danach und konnte sich über mehrere Jahre erstrecken. Der Befallene fühlte sich allgemein krank, er hatte Fieber, Kopf- und Gliederschmerzen. Die Schmerzen waren so stark, daß unter Umständen auch größere Opiumgaben sie nicht mehr abmildern konnten. Sämtliche Lymphknoten des Körpers waren geschwollen, sie wurden zu vereiterten Bubonen, und auf der Haut breitete sich ein Ausschlag aus, der an feuchtwarmen Stellen gerne näßte. Die befallenen Hautpartien konnten geschwürig zerfallen und durch Wucherungen auf den ständigen Reiz reagieren: Feigwarzen entstellten den Menschen, häufig unter Absonderung übelriechender Flüssigkeit. Haare und Nägel fielen aus; dieses Symptom war im 16. und 17. Jahrhundert besonders häufig, später weniger.

Die Schleimhäute des Mundes wurden in gleicher Weise

wie die Haut angegriffen, Geschwüre des Rachens, des Gaumens und der Nase waren die Folgen; was als leichter Schnupfen und Heiserkeit begann, konnte sich unerwartet als Syphilis herausstellen und bis zur Stimmlosigkeit steigern. Die Papeln der Schleimhäute breiteten sich gerne auf den Gehörgang aus, auf Trommelfell und Innenohr, was Taubheit zur Folge hatte. Auch Auge und Gehirnhäute waren anfällig: Der Kranke wurde blind. An Hals und Nakken, besonders gerne bei Frauen, trat das Collier de Venus auf, eine Zeichnung von maschenartig ineinander übergehenden braunen und weißen Flecken.

Die Geschlechtsorgane sonderten bei Mann und Frau ständig weißlichen, stinkenden Ausfluß ab, bei homosexuellen Männern zuweilen ausschließlich der Mastdarm. Die Geschwüre – die Ursache des Geruchs – pflegten stark zu bluten und heilten unter tiefer Narbenbildung endlich ab. Zuweilen »fraßen« die Geschwüre sich so tief, daß das Gewebe abstarb. Gefürchtet war das entzündliche Anschwellen der Vorhaut hinter der Eichel: der spanische Kragen. Urinverhaltung und Absterben von Vorhautgewebe waren die größte Gefahr in seinem Gefolge. Schließlich erschienen Gewebewucherungen an den Geschlechtsteilen und am After. Diese waren blumenkohlartig oder warzenartig, massiv und von Haut überzogen, oder von einer Art Schleimhaut umhüllt und sonderten dann eine übelriechende Flüssigkeit ab. Ein Einzelgebilde wurde unter Umständen hühnereigroß. Die Schmerzen am After waren so stark, daß der Kranke kaum imstande war zu gehen, zu sitzen, zu reiten oder zu fahren.

Diese ganzen Erscheinungen kamen und gingen in Schüben, und die offenen Pusteln waren dabei hochkontagiös. Erkrankte konnten selbstverständlich in diesem Stadium sterben. Auch ohne Behandlung war es andererseits möglich, daß die Veränderungen abheilten und für mehrere

Jahre verschwanden, wonach endlich das dritte Stadium der Syphilis einsetzte.

Charakteristisch für diese letzte Phase war der Knoten, das Gumma, in oder unter der Haut. Es neigte zum geschwürigen Zerfall im Innern, entleerte sich nach außen und heilte dort ab, während es gleichzeitig in seiner Peripherie fortschritt. Diese Gummen lokalisierten sich mit Vorliebe an bestimmten Stellen, am Schädeldach, am knöchernen Gerüst der Nase, am Schienbein und am Brustbein. Charakteristisch für das Spätstadium war die Sattelnase, die durch Einsinken der Nase entstand, nachdem der Knochen eingeschmolzen war. Überhaupt fanden im Hals- und Nasenbereich großflächiger Abbau von Gewebe und Abstoßung von toten Knochenteilen statt, bis zum Durchbruch zwischen Nasen- und Mundhöhle.

Auch auf allen inneren Organen konnten sich Gummen unter den verschiedensten Symptomen bilden und in das Nachbargewebe durchbrechen. Selbst Blutgefäße konnten solche enthalten; eine gefürchtete Spätwirkung war die Ruptur der Aorta. Der Tod trat sofort ein.

Der Befall des Gehirns oder der Gehirnhäute konnte sich bereits in den früheren Stadien äußern, häufiger aber wurde er später sichtbar. Apathie, Gedächtnisschwäche, Aufregungszustände, Größenwahn waren seine Folgen, dazu kamen Lähmungen und spastische Krämpfe, wenn auch das Rückenmark angegriffen war.

Im letzten Stadium war der Patient von Schmerz, Schlaflosigkeit und Nahrungsmangel ausgezehrt – als Lustseuchenkachexie wurde das charakteristische Aussehen bezeichnet.

Wohl eine der schrecklichsten Folgen war die Ansteckung des ungeborenen Kindes. Entweder starb der Fetus – meist in der 2. Schwangerschaftshälfte –, oder das Kind wurde krank geboren, oder die Syphilis war latent vorhanden und entwickelte sich später. Das Kind war meistens schwächlich und klein, wies an den Handinnenflächen und Fußsohlen Ausschläge auf und schnüffelte, weil die Nasenschleimhäute bereits angegriffen waren. Die Gummen konnten auf alle inneren Organe übergegriffen haben, wie beim Erwachsenen. Wann es starb, war eine Frage der Zeit. Eine ganz lakonische Mitteilung des obengenannten Arztes Peyerl aus der Zeit um 1850 lautet:

»Der Vater leidet schon 15 Jahre an syphilitischer Gicht, der Sohn, 10 Jahre alt, ist mit einem heftigen Halsschanker, und die Tochter in einem Alter von 12 Jahren mit Rachitis, Gicht und fürchterlichen nächtlichen Knochenschmerzen behaftet.«

Dieser Arzt hatte oft Kinder als Patienten, sie waren nichts Außergewöhnliches unter seinen Syphilitikern. Selbst Anfang des 20. Jahrhunderts gab es in Europa noch den Fall von syphilitischem Wahnsinn der angesteckten Ehefrau, nachdem das Kleinkind an der Lustseuche Stückchen für Stückchen gestorben war; der Ehemann aber – Verschlepper des Keims – durfte sich noch einige Jahre vergönnen.

Eine andere Form der Erkankung war einige Jahrzehnte lang die Transfusions-Syphilis, bis man gelernt hatte, die Erkrankung an den Antikörpern im Spenderblut zu diagnostizieren.

Die Quacksalber

Paracelsus war einer der ersten, der die Anwendung von Quecksilber gegen Syphilis zu systematisieren versuchte; bekannt war es schon vorher, aber auch wegen seiner Gefährlichkeit berüchtigt.

In frühester Zeit wurde das Quecksilber geschmiert –

Quacksalber hießen anfangs nur die Ärzte, die Syphilis behandelten. Bis in das 19. Jahrhundert hinein wurde geschmiert – durch einen Heilgehilfen mit Handschuh ließ der Arzt das Gift auftragen.

Vor der Einreibung mußte der betreffende Körperteil eingeseift und abgespült werden, dann kam die Kur:

Schmierkur

1. Tag: 3 bis 5 g »graue Salbe« auf die Waden,
2. Tag auf die Innenfläche der Oberschenkel,
3. Tag auf Brust und Bauch
4. Tag auf die Beugeflächen der Arme
5. Tag auf den Rücken

Danach legte man zwei Tage Pause ein, an denen Vollbäder verordnet wurden; dann begann die Kur von vorne, insgesamt sechs oder mehr Male. Die Syphilis ernährte schon ihren Arzt – und die graue Salbe den Apotheker.

Die Mercurialkur ging über Wochen und Monate. Wenn die Mercurialreaktion einsetzte, freute sich der Arzt, und der Patient litt.

Er fühlte sich abgeschlagen, appetitlos, sein Speichel tropfte, er erbrach, bekam Koliken und Durchfall. Sein Zahnfleisch schwoll an, im Mund schmeckte es nach Quecksilber, und Geschwüre auf Zunge und Zahnfleisch erschwerten ihm das Sprechen und das Schlucken. Man müsse sich aber durch solche unbedeutenden Anzeichen nicht ängstlich machen lassen und solle unverdrossen weiter Quecksilber verabreichen, weil sonst die Heilung verzögert werde, warnte ein Arzt 1850.

Wir würden heute eine solche Therapie nicht weiterführen. Der Behandelte litt nunmehr nämlich außer an Syphilis auch noch an einer Quecksilbervergiftung. Diese hatte große Ähnlichkeit mit den Symptomen der Syphilis, und es mögen nicht wenige Patienten unbemerkt ein Opfer der Therapie geworden sein...

Die Wirkung von Hydrargyrum bichloratum, Sublimat also, ist das eines starken Protoplasma-(Eiweiß-)giftes; es hemmt das Wachstum der meisten Bakterien und zerstört sie noch in der Verdünnung 1 : 1000 in wenigen Minuten. Das Problem war also weniger, wie man die Erreger der Syphilis abtötete, als wie man es schaffte, daß dem Patienten nicht das gleiche passierte. Trotz aller Gefahren verabreichte man Sublimat innerlich in Pillenform und später als Injektionsmittel unter die Rückenhaut. Auch Kalomel und andere Quecksilbersalze wurden verwendet, mit Lakritzen und anderen Hilfsmitteln versüßt.

Die Pillenbefürworter unter den Ärzten bemängelten an der Schmierkur übrigens hauptsächlich, daß es unmöglich war, die Syphilis eines Kranken im Verborgenen zu behandeln. Und besonders der Militärstand war in jeder Hinsicht besonders bedürftig...

Aber eben wegen der Gefährlichkeit des Quecksilbers wagte nicht jeder Arzt, es innerlich zu verabreichen. In völliger Verkennung der Tatsache, daß der Erreger den ganzen Körper überschwemmt, wurde noch im späten 19. Jahrhundert äußerlich getupft und geätzt. Ja, es gab sogar Ärzte – keineswegs Außenseiter –, die mit allem Nachdruck behaupteten, daß Syphilis eine lokale Krankheit sei, während alle anderen Symptome ausschließlich aus der Quecksilberbehandlung resultierten (sogar die Ansteckung des ungeborenen Kindes). Dies nur, um klarzustellen, wie kontrovers argumentiert (und behandelt) wurde, zu einer Zeit, in der andererseits fieberhaft nach dem Erreger der Syphilis gesucht wurde.

Gefunden wurde er 1905 von Fritz Schaudinn und Erich Hoffmann in Berlin: Treponema pallidum, ein korkenzieherartiges, sehr empfindliches, bewegliches Bakterium, das zu den Spirochäten gehört. Selbst heute kann man es noch nicht auf einem Nährboden züchten, sondern ist dafür auf lebende Kaninchen angewiesen.

Man hatte ihn also, den Erreger – aber damit hatte sich für den Kranken noch nichts geändert. Weiter wurde geschmiert und injiziert – und nach neuen Medikamenten gesucht.

Außer Quecksilber wurden noch Jod und Wismut angewandt, ebenfalls gute Zellgifte mit gefährlichen Wirkungen, wenn man sie innerlich verabreichte. 1909 endlich hatte Paul Ehrlich, der gezielt auf der Suche nach einem Syphilismittel war, die Lösung gefunden: Es hieß Salvarsan und war ein Arsenpräparat. Es war besser als andere und half...., aber heute weiß man, daß auch Salvarsan den Menschen schädigt.

Die Menschheit wurde von der Syphilis erst mit der Entdeckung der Antibiotika befreit, zumindest von den schlimmsten der Symptome. Auch die Behandlung mit Penicillin wird als Kur durchgeführt; entsprechend dem sehr langsamen Wachstum von Treponema geht diese über mehrere Wochen, in der ein gleichbleibend hoher Spiegel des Antibiotikums im Blutserum beibehalten werden muß.

In den letzten Jahren nimmt die Anzahl der Syphiliskranken global wieder zu, besonders in Großstädten und bei der jüngeren Generation. Verantwortlich werden hierfür die zunehmende Neigung zur Promiskuität gesehen, die Fluktuation der Bevölkerung und der wachsende Tourismus. Es muß auch davor gewarnt werden, allzu blind auf Antibiotika zu vertrauen, denn die Neigung zur Penicillin-Allergie wird ständig größer. Und eine beliebige Anzahl von Antibiotika, auf die man ausweichen könnte, gibt es nicht... einen Impfstoff übrigens auch nicht.

Die Syphilis fällt heute unter das Gesetz zur Bekämpfung

der Geschlechtskrankheiten von 1953. Das bedeutet: Der Kranke ist verpflichtet, sich von einem in Deutschland approbierten Arzt untersuchen und behandeln zu lassen, bis die Ansteckungsgefahr beseitigt ist. Der Arzt hat nach der Quelle der Ansteckung zu forschen und den Kranken anonym an das Gesundheitsamt zu melden. Der Kranke, der sich einer Behandlung verweigert, muß dem Amt namentlich angegeben werden. Personen, die trotz Kenntnis ihrer Geschlechtskrankheit diese weiterverbreiten, können mit Gefängnis bestraft werden.

Dieses war übrigens bei weitem nicht das erste Gesetz, das im Zusammenhang mit Syphilis erlassen wurde. Bereits 1496 verbot der Nürnberger Rat den Badern bei einer Strafe von zehn Gulden, Menschen mit der Neuen Krankheit, den malum Franzosen, im Bad zu scheren oder zu baden, und, falls sie einen Hausbesuch unternahmen, die an dem Kranken benutzten Messer und Eisen in der Badestube zu verwenden. Es war eine sehr vernünftige Regelung, denn die Treponemen hätten ohne weiteres übertragen werden können – räumliche Enge und Hochbetrieb im Bad bei mangelnder Hygiene an den Instrumenten vorausgesetzt; da hätte es nicht viel gebraucht, um Erreger von einer Pustel in eine Hautschrunde eines anderen zu befördern.

Es erschienen auch schon früh Verordnungen, nach denen geschlechtskranke Dirnen durch ein Brandmal auf die Stirn gekennzeichnet werden sollten. Auch die zwangsweise Untersuchung auf Syphilis mit der sofortigen Einweisung ins Hospital kannte man lange – jedoch nur bei Frauen.

»Speichelfluß und Gliederzucken,
Knochendarre in dem Rucken...«

so klagte Heinrich Heine, einer der vielen an Syphilis Erkrankten, die uns namentlich bekannt sind. Überhaupt
hätte man meinen können, es handele sich im 19. Jahrhundert um eine Literaten- und Künstlerseuche. Ludwig
van Beethoven war von ihr befallen, wie auch Baudelaire
und möglicherweise Schopenhauer. Zola, Flaubert, Mau-
passant, Franz Schubert, Friedrich Nietzsche, Lenau,
E. T. A. Hoffmann, Grabbe und Friedrich Schiller starben
daran.

Die endlose Reihe der bekannten Syphilisopfer aber beginnt schon früh nach dem ersten Erscheinen in Europa.
Ulrich von Hutten, der Reformator, war einer von ihnen.

»Der ehrbare Bräutigam kommt nun herfür mit einer
stumpfen Nasen, das eine Bein nach sich schleppend, mit
grindigen Händen, stinkendem Atem, kranken Augen und
verbundenem Kopf, Eiter aus Nasen und Ohren. Andere
tragen die Ringe an den Fingern, dieser trägt auch Ringe
oben an der Dicke des Schenkels... Was er atmet, ist eitel
Gift, was er sagt, ist die Pest, was er anrühret, hat den
Tod... Was kann das für ein Ritter sein, der vor Räude
kaum mehr auf einem Stuhl sitzen kann!« So spottete Erasmus von Rotterdam, und alle Welt wußte, daß damit Ulrich
von Hutten gemeint war.

Ulrich von Hutten beschrieb 1519 die Schmierkur und
sang später das Lob des Pockenholzes (Guajakbaum); aus
dem gepulverten Holz wurde Tee gekocht, dem man eine
große Wirkung auf die Syphilis zusprach. Ob das Mittel
dem Kranken half, muß bezweifelt werden, auf jeden Fall
aber war es dem Umsatz des Handelshauses Fugger sehr
zuträglich, denn dieses hatte sich rechtzeitig ein Monopol
darauf gesichert. Zeitweilig brachte jedes aus Amerika zu-

rücksegelnde Schiff eine durch den spanischen Hof vorge-
schriebene Menge des Holzes mit.

Die christliche Kirche stellte eine Menge Syphiliskran-
ker, von den zahllosen ungenannten Mönchen und Nonnen
bis hin zu den lasterhaften Renaissancepäpsten. »Seine hu-
rerische Heiligkeit« betitelte das Volk manche Päpste und
nahm schadenfroh zur Kenntnis, daß die syphilitischen Anzeichen nicht mehr zu verbergen waren. Von Julius II.
meldete sein Leibarzt, daß »kein Teil seines Körpers nicht
mit den Zeichen einer ungeheuerlichen und scheußlichen
Wollust bedeckt gewesen wäre«. Am Karfreitag konnte er
niemanden zum Fußkuß zulassen, weil sein Fuß durch Syphilis fast zerstört war. Auch die Päpste Leo X. und Alexander VI. hatten Syphilis; von Alexander, als Rodrigo de
Borgia geboren, war bekannt, daß er als Kardinal zusammen mit Prälaten und anderen Würdenträgern der christlichen Kirche »nächtliche laszive Bälle und Soireen mit den
vornehmen Frauen und Mädchen der Stadt abhält, unter
ausdrücklichem Ausschluß von deren Gatten, Vätern oder
männlichen Verwandten«.

Papst Leo dagegen zeichnete sich weniger durch aus-
schweifendes Leben und auch nicht durch seine Darmfistel,
die ihn zum Tode brachte, aus, sondern durch seine Leiden-
schaft zum Kriegführen sowie seine smarte Art, Geld zu
sammeln. Geld für Kriege, Geld für Kunst, für seine pri-
vaten Sammlungen, für den Bau der Peterskirche in Rom.
Aber die Kirche hatte allerhand zu verkaufen: Titel, Ämter
und Ablässe, und daher litt Leo immerhin keine persönliche Not.

Auch die Homosexualität ließ sich in diesem Zeitalter
gewinnbringend vermarkten: Offiziell und dem Volk gegenüber wurde sie selbstverständlich verurteilt. Aber am
Papsthof und den Kardinalssitzen gehörte sie zum guten
Ton. Papst Sixtus IV. hielt die Hand auf – und verzieh.

Alles in allem wird die Meinung der christlichen Kirchen, daß die Syphilis eine Strafe Gottes sei, durchaus verständlich: Die Päpste mußten ja wissen, warum sie sie bekamen.

Nichtsdestotrotz wurde die Ursache für eine syphilitische Erkrankung bei Geistlichen mit verdorbener Luft unter Einfluß besonderer Gestirnskonstellationen erklärt; bei Laien hieß es einfach »unreiner Beischlaf«; Jahrhunderte später konnte nur der Offizier die Toilettenbrille als Ursache für die Übertragung geltend machen, ein Mannschaftsgrad nicht. Gewechselt hatte nur die Uniform, die Einstellung nicht.

Unter den zahlreichen königlichen Syphilitikern war Heinrich VIII. von England einer der niederträchtigsten. Zwar läßt sich unmöglich sagen, welchen Lauf Englands Geschichte ohne Heinrichs Syphilis genommen hätte; fest steht aber, daß seine totgeborenen oder lebensunfähigen Kinder, das Scheidungsgesuch an den Papst, der Kirchenbann, die Erhebung zum Oberhaupt seiner eigenen, der englischen Kirche, die Hinrichtungen seiner Ehefrauen und engster Mitarbeiter unmittelbare Folgen seiner Krankheit waren.

Direkte Auswirkungen hatte auch die Hirn-Syphilis bei Iwan IV. von Rußland, dem Schrecklichen: Sein eigener Sohn, Freunde sowie Tausende von Russen wurden Opfer seines Wahnsinns.

Insbesondere Heinrich VIII. und Iwan IV. mögen verdeutlichen, daß Syphilis eine Krankheit war, die das Gehirn angriff. Im Gefolge dieser Gehirnveränderungen gab es geistige Hochleistungen ebenso wie totale Zerstörungswut. Beide boten zusammen mit der »moralischen« Hypothek der Syphilis weit mehr Anlaß zu Spekulationen als bei jeder anderen Krankheit, und daher gibt es mehr namentlich bekannte Menschen mit Syphilis als z. B. mit tödlicher Tuberkulose. Wir aber wollen die Reihe der prominenten Syphilisopfer nicht fortsetzen, denn die Zahl der unbekannten Opfer ist unendlich größer, und die Folgen mögen für den einzelnen, der sich weder einen Arzt noch Opium leisten konnte, viel schlimmer gewesen sein.

Pocken – ausgestorben?

Ali Maow Maalin. So hieß der letzte Mensch, der die Pocken hatte. 1980 wurde die Krankheit von der WHO für ausgerottet erklärt.

Hoffentlich bleibt es dabei. Denn auch die Pocken waren eine der schrecklichsten Erkrankungen, die die Welt kannte. Sie waren nie so spektakulär wie Pest; vielleicht, weil sie nicht in scharf begrenzten Epidemien kamen, sondern eher ständig gegenwärtig waren. »Wenn die Pest herrscht, gelten die Blattern für nichts«, hieß ein altes deutsches Sprichwort. Und dennoch hat sie zuweilen mehr Opfer gefordert als die Pest.

Himmelsblüte und schwarze Blattern

Bereits im 2. Jahrtausend v. Chr. beschrieben chinesische Ärzte Krankheitsbilder, bei denen es sich um Pocken gehandelt haben muß. Himmelsblüte nannten sie sie und verstanden es, ihre umfangreichen Kenntnisse sogar in Impfungen umzusetzen. Auch in Indien waren die Blattern wohlbekannt; römische Soldaten brachten sie aus Mesopotamien nach Europa mit, und dort blieben sie. Amerika war frei von Pocken, bis die Spanier sie 1530 einschleppten und als Folge davon drei Millionen Menschen starben.

In Europa wurde einmal das 18. Jahrhundert als das Jahrhundert der Pocken bezeichnet – noch bevor es anbrach, wurden politische Planungen von großer Tragweite durch die Blattern zunichte gemacht, und es endete, indem eine relativ ungefährliche Schutzimpfung entdeckt wurde. Zahllose Leben forderte diese unbeherrschbare Seuche im 18. Jahrhundert, aber auch im 19. Jahrhundert starben an ihr in Deutschland jährlich 60 000 Menschen, in England 80 000.

Die Pocken verursachten lebenslange Immunität. Wer sie einmal durchgemacht hatte und am Leben geblieben war, war immun. Die Krankheit forderte also am meisten Opfer dann, wenn sie auf eine Bevölkerung stieß, die noch keine Bekanntschaft mit ihr gemacht hatte. Das war in Amerika der Fall, und deshalb wurden die Eingeborenen in einem Ausmaß dahingerafft, das Europa im Mittelalter oder später nicht kannte. Die Durchseuchung der Bevölkerung Europas aber wurde naturgemäß immer größer. Im 19. Jahrhundert starben hauptsächlich Jugendliche, was darauf hindeutete, daß die Pocken dabei waren, zu einer Kinderkrankheit zu werden.

England hatte diese Situation bereits im 18. Jahrhundert gehabt: In den Großstädten waren die Pocken schon zur Kinderkrankheit geworden, auf dem dünner besiedelten Land aber noch nicht. Das hatte zur Folge, daß die ländliche Bevölkerung bereit war, das Risiko der Impfung einzugehen, die städtische aber nicht. Und daraus folgte wiederum, daß letztendlich in den Städten die Pocken sich länger hielten als auf dem Land.

Im Jahr 1874 wurde in Deutschland die Impfung gegen Pocken zwangsweise eingeführt. Praktiziert wurde sie jedoch schon vorher. Im Deutsch-Französischen Krieg von 1870/71 verlor die geimpfte deutsche Armee knapp 300 Soldaten an den Pocken, während 25 000 französische Soldaten daran starben...

Erreger der Pocken ist nicht ein Bakterium, wie die meisten Verursacher der »alten Seuchen«, sondern ein Virus. Diese unterscheiden sich von Bakterien grundlegend dadurch, daß sie keinen eigenen Stoffwechsel haben, aus sich selbst heraus also nicht lebensfähig und somit eigentlich keine Lebewesen sind. Aber sie sind die perfektesten Parasiten, die es gibt: Sie haben alles Beiwerk abgeworfen, sie sind nichts als frei bewegliches Erbgut, vagabundierende Gene nennt man sie auch.

Wenn sie in einen passenden Wirt eindringen, ihn infizieren, nisten sie sich in Körperzellen ein, die das Virus nicht abwehren können. Dann blockieren sie das zelleigene Stoffwechselsystem und zwingen die Wirtszellen, Kopien der Virus-Bausubstanz zu machen. Sobald die einzelnen Virusbausteine fertig sind, fügen sie sich zu neuen Viren zusammen. Die versklavte Zelle aber stirbt, die neuen Viren schlüpfen in die nächste Körperzelle, und der Vorgang läuft erneut ab. Das ist die Krankheit...

Die Pockenviren nun gehören zu den größten Viren. Sie werden durch die Luft übertragen, treten durch die Schleimhaut der Atemorgane in den Körper ein und vermehren sich zunächst in den lokalen Lymphorganen (z. B. Rachenmandeln, Halslymphknoten). Von dort verteilen sie sich im Blutgefäßsystem durch den ganzen Körper und nisten sich in der Haut und den Schleimhäuten ein. Schleimhäute aber haben wir praktisch überall im Körper...

Die Inkubationszeit, also die Zeitspanne zwischen Ansteckung und Ausbruch der Pocken, beträgt etwa 14 Tage. Der Beginn war plötzlich. Schüttelfrost, hohes Fieber, Kopfschmerzen, starke Kreuzschmerzen und eine Rötung an Bauch und Oberschenkeln waren die ersten Anzeichen. Das Allgemeinbefinden war dabei sehr schlecht und der

Befallene häufig schläfrig oder im Delirium. Am dritten oder vierten Tag erst begannen die Pocken sichtbar zu werden, im Gesicht und in den Haaren, zuerst als Rötung, dann als Bläschen, das etwa am sechsten Tag zur Pustel wurde. Vorübergehend nahm das Fieber ab, stieg jedoch zwischen dem 12. und 14. Tag nochmals an; in den dicht an dicht sitzenden Pusteln starben die Abwehrzellen ab, und der Pockeninhalt wurde trübe. Danach trockneten die Pusteln ein, und die Krusten fielen unter Narbenbildung ab. Als Komplikationen konnten Lungenentzündung, Rippenfellentzündung, Nierenbeckenentzündung entstehen; Gehirnhäute und Ohr konnten befallen sein. Gefürchtet war der Befall der Augen mit Pocken. W. A. Mozart, dessen Vater ein Gegner der Impfung war und mit den Kindern vor der Epidemie des Herbstes 1767 floh, erkrankte, ebenso wie seine Schwester, und war länger als eine Woche blind ...

Bis zu 40 Prozent der mit dem Variolavirus angesteckten Kranken starben, meistens in der ersten Woche. In früheren Jahrhunderten konnte der Tod bei der bösartigen Form der Blattern so schnell eintreten, daß Pusteln noch nicht sichtbar waren. Den schnellen Tod hatten die Pocken also durchaus mit der Pest gemeinsam, was die Unterscheidung sehr schwer machte. Außerdem wurden Pocken häufig mit Masern in einen Topf geworfen, die auch schon seit Jahrhunderten bekannt sind und als Krankheit der Erwachsenen ebenso gefährlich waren – zur Kinderkrankheit wurden Masern erst heutzutage. Um die Jahrhundertwende gab es auch Pockenepidemien mit einer leichteren Verlaufsform, verursacht durch das Alastrimvirus. Die Sterblichkeit betrug hier nur 1 Prozent – aber immerhin, auch diese Pockenform war unter Umständen gefährlich.

Trotz allem waren die Pocken nicht sehr infektiös – im Vergleich zu anderen Viruserkrankungen. Deswegen war es – als es Pockeninfektionen noch gab – auch immer möglich, durch schnelle Impfung der nächsten Umgebung eines Erkrankten die Weiterverbreitung zu verhindern. Dafür aber war das Virus haltbar: Es konnte sogar in Bettzeug und Kleidung sehr lange lebensfähig bleiben. Die Übertragung des Virus von Mensch zu Mensch war jedoch der häufigste Weg der Ansteckung. Der Mensch bildete auch das einzige Virusreservoir, aus dem Epidemien hervorbrachen. Eigentlich also sollte es seit 1977 keine Pockenerkrankungen mehr geben können. Allerdings lagern in speziellen Labors unter strengen Sicherheitsvorschriften noch lebende Pockenvirusstämme.

Nicht nur der Mensch wird von Pocken befallen, auch Säugetiere, Vögel und Insekten. Alle Tierarten haben ihren eigenen, auf sie spezialisierten Erreger, jedoch können manche zusätzlich noch durch das Impfvirus des Menschen erkranken. In der Praxis bedeutet dies, daß früher, als noch Impfzwang herrschte, sich Haustiere am frisch geimpften Menschen anstecken konnten.

Im allgemeinen sind die Pocken bei Tieren gutartig, nur das Schaf erkrankt in ganz ähnlicher Weise wie der Mensch mit Pockenbildung auf der Haut und auf inneren Organen, mit schweren Folgeschäden und einer Todesrate bis zu 50 Prozent. Um die Pocken nicht weiter zu verbreiten, ist die vorbeugende Impfung in Deutschland und vielen anderen Ländern verboten – wenn die Seuche eingeschleppt wird, müssen die infizierten und infektionsverdächtigen Tiere gekeult, getötet, werden. Auch die Schafpocken sind eine anzeigepflichtige Seuche.

Von der Stecherbande bis zur Impfung

Im Römischen Reich trieben zur Zeit von Domitian (90 n. Chr.) und von Commodus (189 n. Chr.) Banden ihr Unwesen, die mit Nadeln umhergingen und Menschen stachen: die Stecherbanden.

Die Menschen starben daraufhin schnell; wahrscheinlich wurden sie nicht mit Pest, wie Seneca sagt, sondern mit Pocken infiziert. Nicht nur die Übertragungsmethode spricht dafür. Aber fest stand damals, daß diese Menschen es in verbrecherischer Absicht und gezielt taten. Sie waren Mörder, die einen bakteriologischen Krieg führten . . .

Das Stechen erinnert in makabrer Weise an Impfungen. Nach allem, was wir wissen, ist die Impfung gegen Pocken die erste Krankheitsabwehr in dieser modernen Form überhaupt, obwohl sie bereits uralt ist. Schon die alten chinesischen Ärzte haben gewußt, daß ein Mensch, der die Blattern überstanden hatte, sie nie wieder bekam. Sie pulverisierten den Schorf von Pockenpusteln und imprägnierten damit einen Baumwolltampon, der für sechs Stunden in die Nase eingelegt wurde. Oder sie bliesen den Impflingen den Staub mit einem Metallröhrchen in die Nase. Die Sterblichkeit in schweren Pockenepidemien war darauf herabgesetzt. Später immunisierten die Chinesen durch Einritzen des getrockneten Pustelinhaltes in die Haut.

Diese Methode übernahmen auch die Sklavenhalter in Afrika, ebenso wurden in der Türkei die jungen Sklavinnen geimpft, um sicherzugehen, daß sie nicht durch Narben entstellt wurden. In Konstantinopel lernte Lady Mary Montagu als Frau des englischen Gesandten diese Methode kennen und ließ ihre eigenen Kinder impfen. 1721 kehrte sie nach England zurück und führte dort die »griechische Methode« in die höheren Gesellschaftsschichten ein. Die Verimpfung der menschlichen Blattern erwies sich jedoch als gefährlich, weil Impfdurchbrüche vorkamen und die Geimpften mitunter schwer erkrankten, sogar sterben konnten.

Aber es gab noch einen anderen als diesen gefährlichen Weg: Irgend jemand machte irgendwann die Beobachtung, daß Melker und Mägde, die mit Kühen zu tun hatten, nie die Pocken bekamen. Anzunehmen ist, daß dieses Wissen an vielen Stellen vorhanden war, aber zufälligerweise nie einem Arzt zu Ohren kam. Bis der Schullehrer Plett im Holsteinischen sich ab 1761 vereinzelt daran wagte, die Kuhpocken zu verimpfen statt der Menschenpocken. Aber erst der englische Arzt Jenner machte die Methode 1798 mit seiner Veröffentlichung »Untersuchungen über die Ursachen und Wirkungen der Kuhpocken oder Kuhblattern« publik. Ab da ging man zur Impfung mit Kuhpocken über, wechselte jedoch später auf einen anderen Verwandten in der großen Gruppe der Pockenviren über, das Vacciniavirus. Trotz allem blieb die Gefahr der Impfdurchbrüche immer gegenwärtig, und wir können dankbar sein, daß kein Impfzwang mehr besteht. Nichtsdestotrotz haben wir es gerade diesem Impfzwang zu verdanken, daß die Welt heute als pockenfrei gilt.

Seit wenigen Jahren allerdings scheint es möglich, daß die Pocken durch die Hintertür wieder hereingelangen könnten: gentechnisch veränderte Vacciniaviren wurden als Vehikel für Impfungen aufbereitet. Die von Pocken ausgehende Gefahr wurde den Wissenschaftlern erst wieder bewußt, als einige Aidspatienten an der Kuhpockeninfektion starben.

In Belgien wurde in jüngster Zeit ein Tollwut-Impfstoff für Füchse auf der Basis des Vacciniavirus entwickelt. In Deutschland wurde seine Anwendung durch das Bundesgesundheitsamt abgelehnt, weil ein Übergreifen auf kleine Wildtiere befürchtet wird, von denen andererseits bekannt ist, daß sie das natürliche Reservoir für das Kuhpockenvirus darstellen. Hunde und Katzen, die sich anstecken, würden dann Menschen gefährden.

Antibiotika gegen Viren?

Nein, natürlich nicht. Antibiotika greifen in den Stoffwechsel von Mikroorganismen ein, aber Viren haben ja gar keinen. Viruserkrankungen können nicht mit Antibiotika behandelt werden!

Im Grunde genommen gibt es auch heute noch nur wenige Chemotherapeutika, die gegen Viren eingesetzt werden können, denn wie oben geschildert, ist das Virus völlig in den Zellstoffwechsel integriert; ein Mittel, das gegen Viren wirksam sein soll, trifft notgedrungen auch die zellulären Synthesen.

Für jede Viruserkrankung gilt deshalb, daß die beste Bekämpfung die Impfung ist. Deswegen impfen wir beispielsweise gegen Kinderlähmung, Masern, Röteln und Influenza (Grippe). Daneben aber gibt es natürlich auch krankmachende Viren, gegen die aus verschiedenen Gründen keine Impfung möglich ist. Deren Spektrum reicht von Schnupfen über Virustumoren bis Aids.

Mala aria, die schlechte Luft

Schlecht war sie, die Luft, aus der die Malariamücken stiegen, und sie eben war der Anlaß, die Miasmen, die schlechten Düfte, für die Ursachen von ansteckenden Krankheiten zu erklären. Und trotzdem kam der römische Feldherr, Denker und Philosoph Marcus Terentius Varro durch Beobachtung zu einem anderen Schluß: Keine Miasmen, sondern bestiolae, allerkleinste Tierchen, trügen die Schuld an Malaria. Und übertragen würde sie durch Insektenstiche. Übrigens nicht nur die Malaria, sondern auch andere Krankheiten würden von Ansteckungsstoffen hervorgerufen, die von winzigen Lebewesen stammten.

So nahe kam bis ins 16. Jahrhundert niemand der Wahrheit, als der Arzt Fracastoro einen lebenden Entzündungsstoff, ein »contagium animatum«, postulierte. Aber dennoch blieb es dem 19. Jahrhundert vorbehalten, den Zusammenhang zwischen Krankheitserregern und Infektionen aufzudecken.

Weltweite Verbreitung

Obwohl die Malaria eine der Krankheiten ist, die im Verlaufe der Menschheitsgeschichte zahlenmäßig die stärksten Auswirkungen hatte, ist sie in ihren kulturellen Auswirkungen stets eine unauffällige Krankheit gewesen. Mindestens zwei Jahrtausende gab es sie in tropischen, subtropischen und gemäßigten Gebieten, und noch heute leben (schon wieder) 46 Prozent der Weltbevölkerung mit einem begrenzten Ansteckungsrisiko. Und trotzdem beflügelte sie weder die Dichter noch rief sie Volksbewegungen hervor oder gar heiße Kämpfe um wissenschaftliche Theorien. Sie war einfach da, schon seit ewigen Zeiten. Und noch heute ist es so, und sie nimmt wieder zu, ohne daß wir es überhaupt registrieren.

Beschrieben wurde die Malaria bereits durch Hippokrates. Er erwähnt tägliches, Dreitages- und Viertagesfieber. Zu seiner Zeit dürfte die Malaria überall in der alten Welt existiert haben, wo feuchtes Klima oder Gewässer die Entwicklung der Mücke zuließ, die außer dem Menschen den Erreger beherbergt und verbreitet. Sumpffieber, Marschfieber, paludal fever, jungle fever, maladies palustres, moeraskoorts; diese Namen für die Krankheit beschrieben präzise, wo der Mensch am gefährdetsten war.

Aus den Jahren 1557 und 1558 ist eine Epidemie bekannt, die durch ganz Europa ging, aus dem 17. Jahrhundert (1678-1682) eine weitere, im 18. Jahrhundert erfolgten Seuchenzüge häufiger. Im 19. Jahrhundert gab es allein vier große Pandemien (1806-1811, 1845-1849, 1855-1860, 1866-1872).

Noch um 1900 war die Malaria in fast allen Küstengebieten der Welt zwischen dem 50. Grad nördlicher Breite und dem 20. Grad südlicher Breite (in Südamerika bis zum 35. Grad) endemisch, breitete sich aber darüber hinaus nach Norden und Süden epidemisch und zuweilen sogar pandemisch aus. Zeitgenossen beschreiben, daß zu dieser Zeit die Malariaepidemien in vielen Gegenden der Welt seltener und dabei leichter geworden seien, vor allem galt dies für den am besten überschaubaren Raum Europa und Nordamerika. Auch in Deutschland war die im 18. Jahrhundert noch überall herrschende bösartige Malariaform einer milden Form gewichen. Andererseits wurde in manchen bisher freien Gegenden festgestellt, daß die Malaria endemisch geworden war, so in Finnland und Schweden.

Nachdem man den Zusammenhang zwischen Malaria und Mücke 1883 aufgedeckt hatte, dauerte es nur relativ kurze Zeit, bis man lernte, die Krankheit durch Vernichtung des Moskitos und seiner Brutstätten gezielt abzuwenden. Durch großflächige Bekämpfung mit DDT nach dem Zweiten Weltkrieg schien die Gefahr gebannt: Die Malaria ging in der ganzen Welt zurück.

Leider zeigte es sich nach einigen Jahren, daß auch der Erreger sich anpassen konnte – er wurde zunehmend resistent gegen Chemikalien, und so ist die Malaria heute bedauerlicherweise wieder auf dem Vormarsch. Sogar in der Türkei flammte sie wieder auf. Wirklich frei von Malaria sind heute nur noch Nordamerika, Europa, die frühere UdSSR (Ausnahme Grenze zu Afghanistan), Japan, Australien und Neuseeland.

Im Grunde geschah mit chemischen Mitteln dasselbe, was in den ganzen letzten Jahrhunderten passiert war: Malaria nahm ab, weil man die Mücke getötet hatte, nicht den Krankheitserreger. Überall auf der Welt hatte man jahrhundertelang Sümpfe trockengelegt und den Boden kultiviert und damit der Mücke den Lebensraum genommen. Aufs neue ausgebreitet hatte die Malaria sich stets nur dort, wo durch Kriege die Kultivierung wieder zurückgegangen war, oder wo Kulturmaßnahmen das Gleichgewicht der Natur in beträchtlichem Maße verschoben hatten. Man kennt zum Beispiel Neuvorkommen von Malaria dort, wo als Folge von Rodungen des Waldes in großem Stil in der Nachbarschaft Sümpfe entstanden. Das Wasser, das vorher im Waldbereich versickert war, sammelte sich notgedrungen an anderer Stelle und schuf der Mücke einen bisher noch nicht besetzten Lebensraum.

Plasmodium, der dicke Zellschmarotzer

Von allen uns hier interessierenden Seuchen ist das Plasmodium, Verursacher der Malaria, der größte Krankheitserreger; ein Einzeller aus der Klasse der Sporozoa mit einer Reihe von unangenehmen Verwandten, die sich auf ganz verschiedene Tierarten spezialisiert haben: auf Säugetiere, Vögel, Fische, Reptilien und Insekten. Manche von ihnen durchlaufen komplizierte Entwicklungen, für die sie unter Umständen zwei verschiedene Tierarten benötigen. Erreger der Verwandtschaft verursachen z. B. Toxoplasmose, Kokzidiose und Piroplasmosen (gefürchtet bei Rindern).

Für den Menschen sind bislang vier Plasmodium-Arten als pathogen bekannt: Plasmodium vivax, ovale, malariae und falciparum. Der Mensch wird angesteckt, indem die weibliche Anopheles-Mücke ein bestimmtes Entwicklungsstadium (Sporozoiten) des Plasmodiums beim Blutsaugen überträgt. Diese dringen schnell in die Leberzellen ein und entwickeln sich dort weiter (Schizonten). Im Endzustand gehen aus einem Schizonten mehrere tausend Merozoiten hervor, die in die Blutbahn entlassen werden und dort die roten Blutkörperchen befallen. Sie vermehren sich auf Kosten der Erythrozyten mehrmals, und diese zerfallen jeweils. Schließlich entstehen aus diesem Stadium die Geschlechtsformen (männliche Mikrogametozyten und weibliche Makrogameten), die wiederum von einer Mücke aufgenommen werden müssen, um sich weiterzuentwickeln, sonst sterben sie ab.

In der Mücke findet die Befruchtung statt, das Produkt wächst zur Oozyste aus, aus der am Ende Tausende von Sporozoiten entstehen, die beim nächsten Saugen der Mücke wiederum auf den Menschen übertragen werden.

Das charakteristische Symptom der Malaria, das in bestimmten Abständen wiederkehrende Fieber, entsteht beim Zerfall der roten Blutkörperchen, der – außer bei der tropischen Malaria – synchron abläuft. Plasmodium vivax und ovale verursachen die Malaria tertiana, bei der das Fieber auf jeden dritten Tag fällt; bei Plasmodium malariae fällt sie auf jeden vierten Tag (Malaria quartana); bei Plasmodium falciparum aber läuft die ungeschlechtliche Vermehrung ohne Synchronisation ab, weshalb das Fieber unregelmäßig ist und länger andauert. Komplizierter zu analysieren können die Fieberschübe jedoch dadurch werden, daß mehrere Infektionen hintereinander erfolgten, deren Phasen unabhängig voneinander ablaufen und einander überdecken.

Bei allen Malariaarten beginnt die Erkrankung mit unbestimmten Symptomen wie Kopfschmerzen, Übelkeit und Abgeschlagenheit. Danach steigt das Fieber unter heftigem Schüttelfrost rasch bis auf 40-41 Grad an, hält sich einige Stunden und fällt wieder ab. Bis zum nächsten Anfall fühlt sich der Kranke relativ wohl. Allmählich stellen sich Anämie und Milzschwellung ein. Die Malariaanfälle können sich – wenn Erreger im Körper verbleiben – nach bis zu zehn Jahren wiederholen.

Bei Malaria tropica, die durch Plasmodium falciparum verursacht wird, ist alles etwas anders. Die Erscheinungen sind sehr viel dramatischer. Der Kranke hat ein gestörtes Bewußtsein, Herzrasen, Atemnot, Koordinations- und Sehstörungen, Erbrechen und Durchfall. Schwere Fälle enden unbehandelt nach wenigen Tagen tödlich. Die Schizonten halten sich bei Malaria tropica nicht in der Leber auf; Rückfälle sind auf in den roten Blutkörperchen verweilende Entwicklungsformen zurückzuführen.

Eine in endemischen Gebieten häufig tödlich verlaufende Abart der Malaria tropica wird Schwarzwasserfieber genannt. Sie tritt nur bei Zugereisten auf. Ihre genaue Ursache ist unbekannt; man glaubt an Überempfindlichkeitsreaktionen in Zusammenhang mit prophylaktischer Verabreichung von Chinin.

Die zweifelhafte Notbremse

Würden in tropischen Gebieten alle Menschen in dieser gefährlichen Form von Malaria ergriffen werden, wäre die Bevölkerung bald ausgestorben. Es versteht sich fast von selbst, daß sich im Verlaufe der vergangenen Jahrhunderte ein gewisses Gleichgewicht zwischen dem Parasiten und seinem Wirt ausgebildet haben muß.

Tatsächlich ist es so, daß in den endemischen Gebieten heutzutage vor allem Jugendliche ein Opfer der Malaria werden; bei den älteren Menchen tritt sie in abgeschwächter Form auf. Eine vollständige Immunität jedoch kann sich nicht ausbilden. Säuglinge, die gestillt wurden, haben durch mütterliche Antikörper nur eine gewisse Zeit lang einen Schutz.

Bevor die Malariamücke routinemäßig bekämpft und die Krankheit selber mit Chemotherapeutika unterdrückt werden konnte, gab es in Afrika ganze Landstriche, die von Europäern nicht bewohnt werden konnten. In Indien erkrankten zeitweise und an bestimmten Orten bis zu 45 Prozent der europäischen Soldaten, in chinesischen Häfen bis zu fast 56 Prozent.

Ein bestimmter Teil der schwarzafrikanischen Bevölkerung ist jedoch auf eine bemerkenswerte Weise resistent gegen Malaria: Träger des Sichelzellgens, das die Bildung eines anormalen Blutfarbstoffs verursacht, sind weniger empfänglich für Malaria. Dieser Selektionsvorteil hat verständlicherweise die Ausbreitung des Vererbungsmerkmals in Malariagebieten gefördert. Bis zu 40 Prozent der Bevöl-

kerung sind scheinbar gesunde Träger des Gens (bei hetero-
zygoter Vererbung).

Der Haken an der Sache ist jedoch, daß der Gendefekt –
sofern er sowohl von der Mutter als auch vom Vater vererbt
wird (also bei homozygoter Vererbung) – zu einer schweren
Krankheit führt, der Sichelzellanämie. Die davon Betroffenen sterben als Kinder oder Jugendliche. Die Erkrankung
hat einen großen Anteil an der geringen Lebenserwartung
in manchen schwarzafrikanischen Ländern.

Übrigens glaubt man heute zu wissen, warum die tropi-
sche Malaria so viel schwerer krankmachend ist als die drei
anderen Typen: Möglicherweise, sagen die Wissenschaftler,
ist Plasmodium falciparum ein Abkömmling eines Vogelpa-
rasiten, bei dem sich – weil entwicklungsgeschichtlich jün-
ger – noch kein Gleichgewichtszustand zwischen ihm und
seinem Wirt eingependelt hat. Man glaubt, handfeste Indizien zu haben, weil der genetische Code von Plasmodium
falciparum streckenweise sehr ähnlich einem der vogelpa-
thogenen Plasmodien ist, ganz im Gegensatz zu den drei
anderen menschenpathogenen Plasmodien.

Im übrigen läge außerdem der Schluß nahe, daß Plasmodium vivax, ovale und malariae als Infektionserreger schon
ungeheuer alt sein müssen, da sie mit hoher Wahrscheinlichkeit schon zu Hippokrates Zeiten etwa dieselben Symptome verursachten wie heute. Ihre Bekanntschaft mit dem
Menschen müßte demgemäß noch einige Jahrhunderte älter
sein.

Zersetzungsprodukt oder Bacillus malariae?

Auch über die Ursachen der Malaria gab es verschiedene
Theorien, jedoch blieben die Wissenschaftler bei diesen
Auseinandersetzungen unter sich. Es ging bei der Suche

nach den Gründen für Malaria – wie stets – polemisch, jedoch ohne Einbeziehung von Laien vor sich. Deshalb blieb man auf dem Boden der Sachlichkeit; Gott wurde nicht verantwortlich gemacht.

Nach Varro diskutierte jahrhundertelang niemand mehr über kleine Biesterchen, sondern über die »Sumpftheorie« und »Witterungseinflüsse an sich«. Insbesondere schlugen Ende des 19. Jahrhunderts die zunehmenden chemischen und physikalischen Kenntnisse durch: Hygiene als Grundbegriff stand unter der Federführung von Pettenkofer im Vordergrund, und unter Hygiene von Luft, Wasser und Boden fand sich alles vereint, was Gesundheit und Krankheit betraf. Das gipfelte in der Entdeckung des Bacillus malariae, den es ohne Zweifel gab, nur war er nicht der Erreger der Malaria, sondern anderer fieberhafter Erkrankungen.

Die Witterungseinflüsse waren nichts anderes als der starke Temperaturwechsel in tropischen Gebieten, verbunden mit hoher Luftfeuchtigkeit; im Grunde genommen glaubten die Verfechter dieser Theorie an eine Erkältung.

Die Anhänger der Sumpftheorie spalteten sich in zwei Gruppen. Die einen sahen die flüchtigen Zersetzungsprodukte im Vordergrund, Gase also. Schwefel- und Kohlenwasserstoffverbindungen seien die gefährlichen Ausdünstungen. Andere bewiesen, daß diese Ausdünstungen nur gering waren. Folglich müsse ein noch unbekanntes Gas der Übeltäter sein.

Die anderen Sumpftheoretiker stützten sich auf die jungen Kenntnisse von Fermentation und Zersetzung: Die Malaria konnte von den Verursachern der Zersetzung organischer Substanzen in Sumpfgebieten herrühren oder aber auch aus den abgestorbenen Gärungserregern. Endergebnis war jedenfalls ein Gift.

Die Mehrheit der Wissenschaftler aber neigte in den letzten Jahrzehnten des 19. Jahrhunderts der parasitären

Ursache zu, und so wurden diverse Algen, Pilze und eben auch Bacillus malariae verantwortlich gemacht.

Das Plasmodium wurde 1880 von Laveran in Algier entdeckt, und bald danach unterschied man auch die verschiedenen Typen des Erregers. Dann aber tauchte natürlich die Frage auf: Woher kommt der Parasit, und wie kommt er ins menschliche Blut? Das Theoretisieren ging von neuem los.

Das Plasmodium fliegt mit dem Staub durch die Luft, sagten die einen; es wird mit dem Trinkwasser aus »Malaria-Boden« aufgenommen, die anderen. Drei Jahre später wurde die Übertragung durch die Mücke entdeckt, und so schloß sich der Kreis: Was Varro einst aufgeworfen und was die Hirten in der Campagna stets als Wissen weitergegeben hatten, war endlich bewiesen.

Von Chinin bis Dapson

Die abgekochte Chinarinde des immergrünen Chinabaums lieferte den Einwohnern von Peru ein Mittel, das fiebersenkend, schmerzlindernd und wehenanregend wirkte, außerdem Einfluß auf die Herztätigkeit besaß. Die Spanier, bald von der Wirksamkeit des Medikamentes überzeugt, verwendeten es ab 1640 routinemäßig gegen Malaria und exportierten die Chinarinde nach Europa.

In Europa war es natürlich teuer; Fälschungen tauchten auf, wie Weidenrinde u. a. Nun senkte auch die Salizylsäure aus der Weide das Fieber, aber eines konnte sie nicht: die im Blut schwärmenden Schizonten von Plasmodium zerstören. So nahm das Vertrauen in die Therapie unberechtigterweise für längere Zeit wieder ab. Mitte des 19. Jahrhunderts aber legten die Holländer auf Java große Chinabaumpflanzungen an, um den Weltbedarf an Chinin zu decken.

Erschwerend bei der Therapie ist, daß die verschiedenen Entwicklungsstadien der Plasmodien nicht gegen die gleichen Medikamente empfindlich sind. Hat man also den Patienten klinisch mit einem Schizontenmittel geheilt, so muß man mit einem anderen Medikament gegen die im Lebergewebe verweilenden Stadien vorgehen, um Rezidive auszuschließen. Gegen die Sporozoiten aber ist überhaupt noch kein Medikament bekannt. Hinzu kommt, daß der Erreger der tropischen Malaria in bestimmten Gegenden resistent geworden ist...

Die gängigen Medikamente sind heute Chininabkömmlinge, Sulfonamide und Tetracyclin (Antibiotikum). Bei allen bestehen Gefahren der Unverträglichkeit bis zur tatsächlichen Gesundheitsschädigung mit Todesfolge bei Kombination bestimmter Mittel. Trotzdem ist eine Malaria-Chemoprophylaxe dringend notwendig für Touristen, die in gefährdende Gebiete reisen.

Zugelassene Impfungen gibt es zur Zeit noch nicht; die Wissenschaftler stießen lange auf ähnliche Probleme wie bei Aids. Hoffnung erweckt ein in Kolumbien entwickelter Impfstoff, der zwar keinen sicheren, aber beachtlichen Schutz vor Ansteckung bietet und zur Zeit in Afrika erprobt wird.

Cholera: »Lustig, wie sie gelebt haben...«

So lustig kamen sie auch ins Grab, stellte Heinrich Heine fest, der sich zur Choleraepidemie 1832 in Paris aufhielt und miterlebte, daß die Gestorbenen noch im Narrenkleid der Maskerade ins Grab kamen. Denn der Choleratod war wirklich schnell. Auf Hindi, in seinem Ursprungsland also, hieß er mordechim, der schnelle Tod. Die Franzosen machten daraus mort de chier, Tod durch Durchfall, und der eben war das Hauptübel...

Eine neue Pest

In Athen bekam ein Mann Durchfall und erbrach drei Tage und Nächte hindurch; in den Beinen bekam er Krämpfe und wurde kraftlos und mutlos. Er behielt nichts bei sich, weder Essen noch Getränke, und sein Harn stockte. Er verlor die Stimme, und seine Augen sanken ein.

Der Mann hieß Eutychides, der Arzt, der die Krankheit beschrieb, Hippokrates, und was er in seinem fünften Buch der Epidemien beschrieb, war die Cholera.

Von 460 bis 370 vor unserer Zeitrechnung lebte der große griechische Arzt Hippokrates. Bereits er sah die Cholera als landläufige Erscheinung, die besonders zur Sommerzeit auftrat und in schweren Fällen zwischen dem 4. und dem 7. Tag mit dem Tod endete. Andere antike Schriftsteller ergänzten die Befunde noch um weitere präzise Beobachtungen, wie zum Beispiel, daß die Gliedmaßen erkalten und der Körper starr wird, der Kranke matt und der Puls annähernd zu verschwinden scheint.

An diesem Bild der Cholera hat sich seit zwei Jahrtausenden nichts geändert – unbehandelt würde sie heute noch immer so aussehen. Selbst, als sich Ende des 19. Jahrhunderts die Gelehrten gegenseitig in der Verteidigung ihrer Theorien fast die Köpfe einschlugen, tat sie es. Mit oder ohne Dogmen, es blieb das gleiche Bild: ein heftiger Brechdurchfall mit völliger Entwässerung des Körpers und baldigem Tod. Zuweilen trat der Tod sogar so schnell ein, daß es zum Durchfall noch nicht gekommen war.

In wohl allen Ländern der Welt gab es Brechdurchfälle, die mehr oder minder regelmäßig in der heißen Jahreszeit zu erwarten waren, die häufig den Tod nach sich zogen und bisweilen nur bestimmte Personengruppen erfaßten, so wie die Kinderdiarrhoe. Immer aber blieb diese Erkrankung auf einen bestimmten Ort beschränkt, und man war gewissermaßen an sie gewöhnt. Die Zahl der Kranken und die Schwere der Erkrankungen schien vom Ort abhängig zu sein, u. a. vom Klima. In Indien starben beispielsweise 1783 anläßlich einer religiösen Feier in wenigen Tagen über 20000 Hindus an der Cholera. In Europa nahm man es zur Kenntnis: Indien war weit weg, und die Inder bekamen merkwürdige Krankheiten. Wahrscheinlich waren sie selbst schuld.

1817 aber erschreckte die Europäer die ungewöhnliche Nachricht, daß diese Seuche nicht nur die Hindus erfaßte, sondern auch die englischen Truppen. Und darüber hinaus fing sie noch an zu wandern. Im ersten Jahr starben an ihr 600000 Inder; im englischen Hauptquartier von 18000 Soldaten in zehn Tagen 9000. Im selben Jahr hatte sie ihre gewöhnlichen Grenzen weit überschritten und stand 1823 bereits im Kaukasus und an der Wolga. Die Europäer mußten Hals über Kopf ihr Desinteresse an Krankheiten ferner Eingeborener überdenken. Plötzlich war eine neue Pest vor der Tür: die Cholera.

Die Ausbrüche dauerten jeweils nur kurz. Es wurde kein besonders großer Anteil der Menschen von der Seuche befallen; aber, wer sie bekam, hatte eine gute Chance, an ihr zu sterben – wie 70 Prozent seiner Leidensgenossen.

Die neue Seuche, die sich früher nur in den Gebieten aufgehalten hatte, in denen die Hindus pilgerten, dehnte sich in wenigen Jahren auf die Routen der mohammedanischen Pilgerzüge aus und sprang dann in Vorderasien und Europa auf Gebiete über, in denen Militärbewegungen stattfanden.

Das wissen wir heute. Damals wußte es keiner. Die Cholera schien keiner Logik zu folgen. Aber jeder sah: sie rückte näher.

Der besonders strenge Winter 1823/24 machte der Seuche zunächst den Garaus, zumindest schien es so. 1829 aber schwappte eine neue Seuchenwelle endgültig nach Europa über. Sie durchbrach von Osten die russische Quarantänegrenze, wanderte mühelos bis zur Ostsee und auch in den abgeriegelten Städten Moskau und Leningrad. Die Seuche kam wesentlich schneller durch die Sperrlinien als ein Mensch; eine Person, die das Unglück hatte, von Riga nach Leningrad fahren zu müssen, brauchte durch die Linien 60 Tage, zuzüglich 51 Tage für die Quarantäne. Über die Ostsee gelangte die Cholera in die Nordsee, zu den Nordseeanrainern, von England nach Irland und von dort nach Kanada, in die USA und Mexiko. Direkt von Indien aus hatte sie Vorderasien und Afrika erreicht.

Vom 19. Jahrhundert an gab es sechs solcher Pandemien, also Choleraepidemien, die von Indien aus um die ganze Welt gingen und jeweils mehrere Jahre andauerten. Die siebente Pandemie begann ihre Wanderung 1961 – überraschenderweise nicht von Indien, sondern von Indonesien aus. Von diesem Herd aus schlug plötzlich eine Varietät des Keims zu, der man vorher nur schwach krankmachende Eigenschaften unterstellt hatte. Sie ist heute noch nicht erloschen: Nachdem sie in jährlichen Seuchenwellen 1965 bis in den Mittleren Osten und 1970 bis Nord- und Westafrika sowie nach Osteuropa vorgedrungen war, griff sie 1991 erstmals seit fast hundert Jahren auf Südamerika über.

Möglicherweise erleben wir derzeit den Beginn der achten Pandemie. Ende 1992 tauchte in Bangladesch eine neue Variante des Choleraerregers auf, gegen den kaum eine Immunität besteht und gegen den es auch noch keinen Impfstoff gibt. Er breitet sich über den indischen Subkontinent seitdem rasch aus, und die Wissenschaftler befürchten, daß der neue Stamm die »herkömmlichen« Vibrionen verdrängen wird.

Aale im Trinkwasser

1892 kam die Epidemie in Hamburg an.

Am 21. August waren 248 Hamburger erkrankt, am 27. August schon 3728. An diesem selben Tag starben 441 Kranke.

»Ich habe noch nie solche ungesunden Wohnungen, Pesthöhlen und Brutstätten für jeden Ansteckungskeim angetroffen...«, schrieb Robert Koch, damals bereits weltbekannter Spezialist für bakterielle Erkrankungen, den man eilends geholt hatte. »Ich vergesse, daß ich mich in Europa befinde.«

Zentrum der Erkrankungen war das Gängeviertel des St.-Michaelis- und des St.-Jacobi-Kirchspiels. Familien hausten eng gedrängt in Kellern, in die bei jedem Hochwasser das Wasser lief; aus den wenigen Wasserhähnen kamen mit dem ungereinigten Elbwasser allerlei Tiere, unter anderen auch Aale. Das Elend hier war nicht neu; es wurde bereits seit drei Jahrhunderten angeprangert.

Bis Oktober währte die Epidemie: 16596 Kranke waren gemeldet, 8605 Menschen starben.

Merkwürdige Tatsachen traten zutage: Altona, das doch ganz dicht bei den am heftigsten befallenen Stadtvierteln St. Pauli und Eimsbüttel lag, blieb frei von der Ansteckung. Die Miasmen-Theoretiker rätselten...

Die Sachverständigen fanden schnell den Grund: Sämtliche Fäkalien der Stadt strömten ungereinigt in die Elbe, wurden in den heißen Sommertagen auf dem Fluß hin- und hergeschaukelt und dann in die Trinkwasserleitungen zurückgepumpt – ungefiltert. Dabei hatte die Hamburger Medizinalbehörde dem Senat schon 1872 mitgeteilt, daß die Qualität des Leitungswassers unzureichend war. Altona dagegen, unter preußischer Herrschaft, hatte eine Trinkwasserfilteranlage.

Allerdings kam auch dieser erste Ansatz zur Verbesserung der Hygiene reichlich spät, denn im übrigen Europa und den Vereinigten Staaten richtete man bereits seit Einbruch der ersten Choleraepidemie 1832 Gesundheitsämter ein, die sich in den folgenden Jahren besonders der Frischwasserzufuhr und der Abwasserbeseitigung annahmen. In diesen Jahrzehnten kannte man zwar den wissenschaftlichen Grund für den Zusammenhang zwischen Schmutz und Erkrankungen noch nicht exakt, aber man diskutierte heiß darüber – so etwa, wie heute über Luftverschmutzung und Atemwegerkrankungen. An manchen Orten, wie in Großbritannien und den USA, zog man unter dem Druck der sich nähernden Cholera beizeiten die Konsequenzen, an anderen nicht. Dem Hamburger Senat war ein Filtrierwerk zu teuer. Erst 1891 hatte man sich endlich zum Bau bequemen müssen. Und just vor seiner Fertigstellung kam dann die Cholera...

Listern Sie schon?

Diese Frage war unter Fachkollegen des Chirurgen Lord Lister zum geflügelten Wort geworden. Er war überzeugt von der Gefährlichkeit der Bakterien und rückte ihnen seit 1865 energisch mit Desinfektionsmitteln zu Leibe. Anfangs wurde er verlacht – aber die Erfolge gaben ihm recht. Die Wunden seiner Patienten verheilten problemlos. Vorher starben nach offenen Beinbrüchen und Amputationen 30 und 40 Prozent der Patienten an Sepsis – junge, gesunde Leute, bevor sie in die Klinik kamen.

Der Streit um die Ursachen der Infektionskrankheiten, der bei Beginn der Neuzeit eingesetzt hatte, tobte nämlich unvermindert weiter: Kontagion oder Miasma, war die Frage. In den ersten zwei Dritteln des 19. Jahrhunderts schienen die Miasmenanhänger die Oberhand zu gewinnen. Auf beiden Seiten krümmten die harten Verfechter ihrer jeweiligen Theorien lieber Tatsachen und Logik, als von der Theorie abzuweichen. Selbst die Tatsache, daß die Menschen auf der Hamburger Seite der Straße von der Cholera befallen wurden, während die auf der Altonaer Seite gesund blieben, konnte die Miasmenanhänger nicht davon überzeugen, daß ein Keim ursächlich schuld war. Ihrer Ansicht nach lag die Ursache bei der Beschaffenheit des Bodens, und der Keim trat nur hinzu. Man muß jedoch zugeben, daß das Bakterium es den Forschern nicht leicht machte.

1883 wurde Robert Koch zum Leiter der Deutschen Cholera-Expedition ernannt, die in Ägypten nach der Ursache der erneut ausgebrochenen Seuche forschen sollte. Er und sein Stab fanden im Darm von Erkrankten ein Bakterium, das kurz und leicht gebogen, wie ein Komma, und durch eine Geißel beweglich war. Der Verdacht war da, die Zucht des Keims gelang auch, aber zunächst nicht die Infektion von Tieren mit dem gezüchteten Erreger. Schließlich glückte die Übertragung, und damit war der Beweis erbracht – für Robert Koch und einen Großteil der Wissenschaftler. Von Kaiser Wilhelm I. erhielt Koch einen Orden für die Aufklärung der Choleraätiologie: Diese bösartige Krankheit wurde nunmehr auf den Keim Vibrio cholerae zurückgeführt.

Das eigentliche Problem bei der Aufdeckung des Ansteckungsweges der Cholera lag darin, daß der Keim im Menschen überdauern kann, ohne daß sein Träger krank ist. Wochen und Monate können vergehen, der Träger kann brav in der Quarantäne sitzen und lebenstüchtige Choleravibrionen unerkannt ausscheiden. Der Mensch ist nämlich der eigentliche Wirt des Vibrio, im Gegensatz zum Beispiel zum Pesterreger, bei dem er nur zufälliger Zwischenwirt ist. Der Erreger wird mit den Ausscheidungen in das Abwasser geschwemmt und kann bei unhygienischen Verhältnissen von dort wieder in den Nahrungsmittelkreislauf geraten; mit schmutzigem Wasser bewässerte Melonen, Gurken und Tomaten bieten sich bestens an. Häufig war der Keim auch in der Milch zu finden, durch Fliegenbeine hingebracht. Der Weg über die Nahrungsmittel war jedenfalls immer sein Hauptweg, während die direkte Ansteckung zwischen Kranken weniger häufig war.

Darüber hinaus gibt es so viele verschiedene Arten von Choleraerregern, daß manche Forscher zu ganz unterschiedlichen Ergebnissen kamen; zuweilen töteten die Keime ihren Wirt innerhalb weniger Stunden, manchmal aber waren die Wirkungen auf den Darm kaum nennenswert. Selbstversuche von Forschern mit an sich durchaus tödlichen Mengen von Choleravibrionen bewirkten nur leichte Erkrankungen ... Pettenkofer zum Beispiel, der berühmte Gegner von Koch, »bewies« mit diesem Versuch, daß nicht die Vibrionen allein die Krankheit verursachen. Er war der prominenteste Gegner der »Trinkwassertheorie«, er sah den wichtigsten Faktor im Boden. Nach seiner Lehre gab es choleraimmune Orte, an denen der Boden den Vibrio abtötet; andererseits gab es Böden, die dem Vibrio ermöglichten, Nitritsalze zu bilden. Und diese waren die eigentlichen Schadensverursacher.

Die Erklärung wäre an sich nicht so erheblich unterschiedlich zu der anderen gewesen, wenn die Bodenbefürworter nicht gleichzeitig der Verschmutzung des Trinkwassers jegliche Bedeutung abgesprochen hätten. Zu Recht argumentierten sie, daß der Vibrio nach höchstens zwei Tagen aus jedem Wasser verschwunden sei.

Als wirklich belegbare Tatsache steht inmitten dieses Streites jedoch unzweifelhaft fest, daß Vibrio ein alkalisches Milieu für seine Vermehrung braucht; je ammoniakhaltiger das Abwasser, desto wohler fühlt er sich. Wenn er vom gesunden Menchen verschluckt wird, muß er also zuerst durch das saure Milieu des Magens, bevor er sich in der alkalischen Umgebung des Dünndarms einnisten kann. Wahrscheinlich liegt genau hier die Ursache für das so unterschiedliche Reagieren auf den Keim: Bei bereits bestehender Magenstörung verändert sich die chemische Reaktion, die Vibrionen haben gute Chance, in größerer Menge in den Darm zu passieren. Alles, was vorübergehend die Azidität des Magens herabsetzen kann, ist also geeignet, den Vibrionen den Weg zu bahnen. Auch die volkstümliche Beobachtung für den Zeitpunkt eines Choleraausbruches findet hier seine Erklärung: nach Festen mit einem schweren Essen...

Nachdem jahrzehntelang das Bakterium selbst im Vordergrund stand, während man seine morphologischen, serologischen und enzymatischen Qualitäten erforschte, wird heute die Auffassung der Kontagionisten allmählich wieder in den Hintergrund gedrängt. Die Tatsache, daß Vibrionenträger unerkannt bleiben, daß es eine große Zahl von Leichtkranken gibt, daß der direkte Kontakt nicht so ungeheuerlich gefährlich ist, wie lange Zeit vorausgesetzt, drängt den Wert der strengen Quarantäne als Abwehrmaßnahme etwas zurück. Auch die Impfung erwies sich als nicht hundertprozentig. Sie erhöht lediglich die krankmachende Schwellendosis der Vibrionen; höchstens sechs Monate dauert ihre Schutzwirkung. Die wichtigste Bekämpfungsmethode der Cholera bleibt also die weltweite Verbesserung der Lebensmittel- und Trinkwasserhygiene und die ordnungsgemäße Abwasserbeseitigung.

Die »zwangsweise Volksdiät«

Mit der Volksdiät war nicht nur die Nahrung gemeint, sondern eine umfassende Regelung des menschlichen Verhaltens in Cholerazeiten: Unter diesem Begriff empfahl der Polizeiarzt Frank während des Seuchenzuges 1873 in München auch, große Volksfeste, Tanzveranstaltungen, Märkte und Versammlungen jeder Art zu verbieten. Zu Recht wurde ihm entgegengehalten, daß diese Art Volksdiät auf das beste bereits in Gefängnissen verwirklicht sei; nichtsdesto trotz kamen auch dort fürchterliche Choleraausbrüche vor.

In Hamburg wurden nach umfangreichen Laboratoriumsversuchen verschiedene Nahrungsmittel verboten: Butter, Käse, Fische, aber auch Gemüse und Obst, die gar nicht mehr in die Stadt hineingelassen wurden. Im wesentlichen waren nur gekochtes Fleisch und gekochte Milch erlaubt. In Italien konfizierte man beim Ausbruch von Cholera die ganze Obst- und Gemüseernte; warf sie ins Meer, vernichtete sie mit Karbolwasser oder verarbeitete sie zu Dünger.

1848 verbot die Obrigkeit in Sankt Petersburg dem Volk

die Entnahme von Trinkwasser aus den Kanälen, ähnlich in Hamburg und in Nietleben an der Saale. Die Menschen tranken dennoch... und wurden selbstverständlich krank.

Das Problem lag darin, daß Verbote ausgesprochen, jedoch kein Ersatz geschaffen wurde. Was sollten die Menschen denn machen, die keine sauberen Brunnen hatten, denen die Milch und das Fleisch fehlten, denen es an Brennstoff mangelte, um das Wasser abzukochen? Cholera war eine Krankheit der Armen...

In einigen mitteleuropäischen Ländern begleiteten militärische Sperrgürtel und Desinfektion die Diätmaßnahmen. In Rußland wurden Moskau und Petersburg durch dreifache Militärkordons gegen das Übergreifen der Cholera geschützt; andere Orte wurden abgesperrt, weil die Cholera bereits Einzug gehalten hatte. Sowohl in Moskau als auch in anderen Städten kam es zu blutigen Unruhen, weil die gesperrten, hungernden und von der Obrigkeit unversorgten Menschen sich wehrten. Zwischen Rußland und Preußen einerseits sowie Rußland und Österreich andererseits lebte die alte Pestschutzlinie wieder auf: Wachthäuser mit bewaffneten Soldaten in dichter Folge und dazwischen Einzelposten mit scharf geladenen Gewehren sollten absichern, daß Menschen und Tiere die Grenze nicht passieren. Das taten sie auch nicht, denn der illegale Übertritt wurde mit zehn Jahren Festungshaft oder sogar der Todesstrafe geahndet, wohl aber die Cholera. In Preußen wurden daraufhin alle neu befallenen Gebiete durch weitere Militärketten, durch Orts-, Häuser- und Wohnungssperren abgeriegelt...

Mit Schröpfkopf und Aderlaß gegen Cholera

Der Medizinalrat in St. Petersburg veröffentlichte 1823 eine
»Anweisung zur Heilung der Cholera morbus«, und diese
bildete die Grundlage für die Behandlung der Cholerakranken in ganz Europa.

Wichtigste Maßnahme war der Aderlaß, um den Kranken
vom »eingedickten« Blut zu erleichtern. Schröpfköpfe
dienten dem gleichen Zweck, Quecksilbersalbe in der
Herzgegend sollte die Herztätigkeit anregen, ebenso wie
ein warmes Bad und die Abreibung des Körpers mit Alko-
hol. Opium stellte den Darm ruhig und minderte die
Krämpfe des Patienten. Schließlich wurden die Därme
durch Rizinusöl oder ein Klistier gereinigt.

Diese Therapie war bei den Anhängern der Pettenkofer'schen Bodentheorie heftig verpönt. Sie schworen auf die
Neutralisation der durch Vibrionen im Darm entstehenden
Gifte. Das Gift war Salpetersäure; neutralisieren ließ es sich
infolgedessen mit alkalisch wirkenden Substanzen...
Heute wissen wir – wie oben erwähnt –, daß der Keim im
alkalischen Milieu bestens gedeiht. Aber die Pettenkoferan-
hänger gaben ihren Kranken wenigstens zu trinken, im
Gegensatz zu den Anhängern der »Staatstherapie«.

Die meisten Ärzte wußten durchaus, daß der Flüssig-
keitsersatz wichtig war, und sie versuchten zahllose Methoden: Mageninfusionen, Darminfusionen, Wasserinfusionen
in die Harnblase, Wasserinhalation durch die Lunge usw.
Den medizinischen Scharfblick von Ärzten in Edinburg
muß man heute bewundern: Sie verabreichten bereits 1831
intravenöse Infusionen mit Kochsalzlösungen. Ihr Erfolg
wurde erkannt. Trotzdem urteilten sehr respektable Ärzte
noch 1912 (Sticker): »Eine systematische Behandlung aller
Cholerakranken mit Infusionen... erscheint uns nicht gerechtfertigt.«

Heute weiß man, daß aufgrund des Eingriffs des Vibrio in den Stoffwechsel der Darmschleimhaut massenhaft Chloridionen ausgeschwemmt und dabei gleichzeitig die Rückgewinnung von Natriumchlorid verhindert wird. Es kommt also im wesentlichen darauf an, den gestörten Wasser- und Elektrolythaushalt zu sanieren. Die Bakterien werden erst in zweiter Linie bekämpft, denn die eigentliche Schädigung geht von einem Toxin aus, das von Vibrio gebildet wird.

Aids, oder: Wer gewinnt den Wettlauf?

Einer neuen Krankheit auf den Fersen

Wo die Erkrankung herstammt, weiß man inzwischen: aller Wahrscheinlichkeit nach führt der Stammbaum der AIDS-Erreger zu afrikanischen Schimpansen, Makaken und Mangaben. Mit dem Homosexuellen Gaetan Dugas begann die Krankheit also nicht, wohl aber die Epidemie – patient zero, Patient Nr. Null, nannten ihn die amerikanischen Epidemiologen, denen es gelang, ihn als Zentrum der Explosion aufzuspüren.

Vorerst wußte jedoch niemand vom schönen Steward aus Kanada. Scheinbar unabhängig voneinander tauchten in den Vereinigten Staaten ab 1980 ausschließlich bei jungen Männern verschiedene merkwürdige Symptome von Krankheiten auf. Es waren Tumoren darunter – an sich seltene und bei ganz anderen Alters- und Volksgruppen beschriebene –, hartnäckige Pilzinfektionen, durch Einzeller (Protozoen) bedingte Lungenerkrankungen, Infektionen mit sonst harmlosen Viren oder mit Erregern, die eigentlich Tiere befallen – kurz, Krankheiten, die es gar nicht hätte geben dürfen. Die ersten Patienten starben. Sie waren jung, sie waren Männer, sie waren homosexuell.

1981 wußten die Ärzte erstmals, daß ein Zusammenhang zwischen diesen drei Bedingungen und den seltsamen Erkrankungen bestehen mußte. Und es waren bereits so viele, daß sie von einer Epidemie sprachen.

Mittlerweile stand fest, daß allen Patienten eine Schwäche des Immunsystems gemeinsam war: Ihre Körper antworteten nicht mehr angemessen auf gewöhnliche Infektionen. Jeder banale Erreger konnte zu schwerer Krankheit führen. Und immer noch wußte man nicht, was die Krankheit auslöste. Einen Namen aber hatte man für sie: Schwulenpest.

Gaetan Dugas fiel das Haar aus, aber krank fühlte er sich nicht.

Kinder waren die nächsten, die man als immunschwächebefallene Gruppe identifizierte, Kinder aus den ärmsten Vierteln, deren Eltern Drogenabhängige waren. Es verdichtete sich der Verdacht, daß Schwulenpest infektiös war und nicht nur Schwule befiel.

Fest stand mittlerweile für die Epidemiologen, daß Gaetan Dugas irgendeine Verbindung zu den Erkrankten und schon Gestorbenen hatte; direkt oder indirekt über gemeinsame Freunde. Er selber fühlte sich etwas müde und atemlos. Aber er flog immer noch umher...

Ende 1982 gab es in den Vereinigten Staaten 900 Fälle der Immunschwächekrankheit, hauptsächlich in New York, Los Angeles und San Franzisco, aber die Fälle mehrten sich unaufhörlich im ganzen Land. Und auch in Europa nahmen sie zu...

Gaetan Dugas aber starb.

1985 waren in den USA bereits 12000 Kranke gemeldet, und zögernd mußte man zugeben, daß es sich keineswegs um eine Erkrankung von Randgruppen – Homosexuellen, Drogenabhängigen, Haitianern und Blutern – handelte. In Wahrheit war die Erkrankung eine Seuche wie jede andere in der Vergangenheit auch. Die bisher Betroffenen waren nur die Spitze des Eisbergs; sie waren diejenigen, die sich zufällig zur Verbreitung dieses Virustyps am besten geeignet hatten.

ist die Abwehr von AIDS, dem Erworbenen Immunschwä-
chesyndrom (Acquired Immune Deficiency Syndrom). Immer wieder tauchen in den Schlagzeilen Behauptungen auf
wie: »Impfstoff bald gefunden« oder »Neues Heilmittel gegen Aids«, aber diese entpuppen sich als bloße Hoffnungen.
Denn immer noch gibt es gegen die Immunschwächekrankheit weder Medikamente im Sinne einer Heilung, noch
einen vorbeugend wirkenden Impfstoff.

Das liegt an der für die Aids-Viren spezifischen Inva-
sionsmethode, die nach unserem derzeitigen Wissen alle
anderen Infektionskrankheiten an »Raffinesse« schlägt,
auch Malaria, die möglicherweise auf ähnliche Art die Ab-
wehrreaktionen des Körpers unterläuft.

Die HI-Viren sind intrazelluläre Parasiten, was an sich
nichts Besonderes ist. Das Problem liegt darin, daß sie die
Infektabwehr des Körpers in seinem Kern treffen. Sie befallen nämlich ausgerechnet einige der Zellen, die für die
Abwehr von Viren verantwortlich sind, die T-Helferzellen,
die zu den Lymphozyten gehören.

Vereinfacht dargestellt, haben die T-Helferzellen im
überaus komplexen System der Infektionsabwehr die Aufgabe, ein körperfremdes Antigen (z. B. Virus, Bakterium)
als fremd zu identifizieren, Alarm zu schlagen und später
den Kampf zu beenden. Ihr Alarm besteht in ausgesandten
Botenstoffen, die die zytotoxischen T-Killerzellen veran-
lassen, infizierte Zellen zu zerstören; den T-Suppressorzel-
len signalisieren sie, wann die Immunantwort abgeschaltet
werden soll. Außerdem wird eine weitere Art von Lymphozyten (B-Lymphozyten = Gedächtniszellen) angeregt,
Antikörper zu bilden. Bei einer späteren Infektion können diese nun viel schneller produziert werden. Sie heften
sich an den Eindringling und geben mit ihm zusammen

einen mundgerechten Bissen für Freßzellen (Makrophagen) ab.

Diese ganzen Regelkreise, die durch Jahrtausende im Menschen entwickelt, verworfen, weiterentwickelt und schließlich zum gegenwärtigen System optimiert wurden, unterläuft das HI-Virus. Nach dem Eindringen in den Körper schlüpfen die Viren wie ein Schlüssel ins Schloß in die passenden Negativformen auf der Oberfläche der T-Helferzellen und hakeln sich dort fest. Danach wird die Erbinformation des Virus in die Zelle eingeschleust; der versklavte Lymphozyt produziert Aidsviren statt Lymphozyten, bis er stirbt. Der Vorgang ist ein ähnlicher wie bei allen anderen Viren auch – das Außerordentliche ist, daß HIV sich dabei der T-Zelle bedient.

Für schon gebildete Antikörper wäre das Virus lediglich in der kurzen Zeitspanne zwischen der Infektion und dem Verschwinden in der Zelle sowie nach dem Verlassen des zerstörten Lymphozyten erreichbar. Dieses aber umgeht das Virus, indem es seine Oberflächenstrukturen verändert: die Funktion der Gedächtniszellen wird damit unterlaufen, ähnlich wie bei ganz gewöhnlichen Grippeviren.

Befallen werden außer den Helferzellen u. a. auch die B-Lymphozyten, Makrophagen, Zellen der Schleimhaut (Mund, Vagina, Dickdarm) und des Zentralnervensystems. Vor allem die Makrophagen bilden möglicherweise das Virusreservoir innerhalb des Körpers. Die Makrophagen könnten sogar die primären Angriffsziele des Virus sein; diese Zellen wandern nach kurzem Aufenthalt im Blut aus und entwickeln sich in verschiedenen Organen zu stationären Zellen weiter (z. B. Darmschleimhaut, Gehirn, Leber, Haut, Lymphknoten) – unter Beibehaltung des Virusgenoms.

Als Folge des Befalls der Lymphozyten mit Viren vermindert sich deren Zahl radikal, und dadurch bricht die

Abwehr gegen Infektionen allmählich zusammen. Und das ist die Chance all der Erreger, mit denen wir ständig, ohne es zu merken, infiziert werden. Sie alle können nun nicht mehr vom Körper in Schach gehalten werden.

Es wurde auch die Hypothese aufgeworfen, daß das überproportional starke Verschwinden der Helfer-Lymphozyten nicht auf den Zelltod durch das Virus zurückzuführen sei, sondern durch die Immunantwort des Körpers. Durch die an sich kompetente und völlig richtige Antwort des Immunsystems würden Antikörper in großer Zahl gegen das Virus gebildet – jedoch auch gegen die Helferzellen. Vom Mechanismus her wäre eine solche Reaktion eine Autoimmun- (Autoaggressions-)Krankheit. Konsequenzen aus dieser Hypothese wären vor allem im Hinblick auf Impfungen zu ziehen: Es könnte sein, daß ein Impfstoff zwar die Infektion verhindert, aber die Immunsuppression erst recht erzeugt und damit das klinische Bild von Aids.

Das Virus

Das Virus, das AIDS verursacht, gehört zu den Retroviren. Viele Jahre kannte man krankmachende Retroviren nur bei Tieren, z. B. die Tumorviren (Oncoviren) und – in einer eigenen Untergruppe – die Verursacher von Lungenentzündung und Gehirnentzündung bei Schafen, Pferden und Ziegen (Lentiviren).

1980 wurden auch zwei tumorerzeugende Viren bei Menschen identifiziert: HTLV I und HTLV II. Beide Virusarten haben insbesondere zu den T-Helferzellen eine Affinität und lösen eine bestimmte Form von Leukämie aus.

Ein weiteres, verwandtes Virus, zunächst als HTLV III bezeichnet, verursacht AIDS. Da es sich von den Typen I und II jedoch morphologisch unterschied und mit den Lentiviren verwandt schien, wurde es 1986 umbenannt in HIV 1 (Human Immunodeficiency Virus).

Mittlerweile weiß man, daß es nicht einfach den Aids-Erreger gibt, sondern außer HIV 1 auch HIV 2, der sich aus einer ganzen Erregerfamilie zusammensetzt. Beide sind mit Immunschwächeviren in bestimmten Affenarten näher verwandt als untereinander.

Das Virus wurde bisher aus dem lymphatischen Gewebe isoliert, in Blut, Speichel und Samenflüssigkeit infizierter Menschen nachgewiesen. Ausgeschlossen ist jedoch nicht, daß auch Vaginalsekret, Tränenflüssigkeit, Muttermilch usw. als Vehikel tauglich sind. Durch Tröpfchen, also durch die Luft, kann das Virus nicht übertragen werden, denn in der Außenwelt ist es sehr empfindlich und stirbt sofort ab. Die Ansteckung findet nach unserem bisherigen Wissen nur statt, wenn das Virus über kleinste Verletzungen in die Blutbahn gelangen kann, d. h. insbesondere beim Geschlechtsverkehr, durch Injektion und Transfusion.

Unter der Voraussetzung, daß ein funktionstüchtiger Übertragungsweg eingeschlagen wird, ist die Infektiosität des Virus hoch. Im allgemeinen wird seine infizierende Potenz ähnlich gesehen wie diejenige von Hepatitis B, also ansteckender Leberentzündung.

Da das Virus bevorzugt in Lymphozyten enthalten ist, die sich wiederum in Mengen in der Spermaflüssigkeit befinden, wird HIV beim Geschlechtsverkehr leicht übertragen. Besonders der Homosexuelle ist beim passiven Analverkehr gefährdet: Die dendritischen Zellen in den Lymphfollikeln der Darmschleimhaut nehmen das HI-Virus auf und übertragen es auf die Lymphozyten, die sich anschließend in der Bindegewebsschicht der Schleimhaut einnisten. Außerdem hat Sperma eine immunsuppressive Wirkung, es unterdrückt also die Abwehrkraft beim Empfänger.

Darüber hinaus aber hat man auf den unverletzten Schleimhäuten von Mund, Vagina, Zervix und Rektum Makrophagen nachgewiesen, die offensichtlich das Virus enthielten, so daß nicht einmal kleinere Verletzungen notwendig zu sein scheinen. Auch von anderen Lentiviren ist bekannt, daß Viren enthaltende Makrophagen ein Virusreservoir bilden.

Die Krankheit

Die unmittelbaren Folgen der Infektion unterscheiden sich nicht von denen vieler anderer Infektionserkrankungen: Sie beginnt mit grippeähnlichen Symptomen, also einem weiten, relativ undefinierten Spektrum von Beschwerden. Fieber, Abgeschlagenheit, entzündliche Erscheinungen im Rachenraum gehören dazu, Hautausschlag und leichte Schwellung der Lymphknoten. Dieses Stadium muß nicht auftreten, bzw. es wird dem Infizierten nicht als Teil der Krankheit bewußt.

Normalerweise kann man etwa vier bis zwölf Wochen nach der Infektion auf serologischem Weg nachweisen, daß der Körper Kontakt mit Viren hatte: Er bildet Antikörper und wird seropositiv. Jedoch verlängert sich in Einzelfällen diese Zeit, und ebenso gibt es auch infizierte Menschen, bei denen der Test aus unbekannten Gründen negativ ausfällt.

Die symptomfreie Zwischenzeit kann bis zu zwölf Jahren dauern, für manche HIV 2 Varianten wesentlich länger. Warum die Krankheit danach ausbricht, ist noch unbekannt. Fest steht jedoch, daß durch bestimmte Faktoren der Beginn beschleunigt werden kann, wozu vor allem die Beanspruchung des Immunsystems gehört.

Man nimmt an, daß Homosexuelle und Fixer eben aus diesem Grund der ständigen Aktivierung der Abwehrkräfte besonders gefährdet sind. Auch interkurrente Krankheiten (Hepatitis B, Malaria) sowie Schwangerschaft beschleunigt den Eintritt der eigentlichen Aids-Symptome; Babys und Kleinkinder mit ihrem inkompetenten Immunsystem sind besonders gefährdet.

Das nächste Stadium, das Stadium der Lymphadenopathie, auch Prä-Aids genannt, ist geprägt von der absinkenden Zahl der Lymphozyten, die am Blutbild erkannt wird. Zu ihr gehören diffuse Symptome, wie sie sonst zu der vom Herpes-Virus verursachten Mononucleose bekannt sind: Fieber, Durchfall, Gewichtsabnahme, Schwellung lymphatischer Organe (Lymphknoten, Milz), allgemeine Schwäche und Abgeschlagenheit. Zu den primären Zielorganen des Virus kann – wie man jetzt weiß – auch das Gehirn gehören; entzündliche Veränderungen bis hin zu Verhaltensstörungen und Schwachsinn sind möglich.

Bei zunehmender Abwehrschwäche entwickeln sich allmählich verschiedene Symptome. Sie sind sekundär, also nicht auf direkte Einwirkung des Virus, sondern auf die herabgesetzte Abwehrkraft zurückzuführen. Die Symptome sind deswegen ganz verschieden, je nachdem, welchen Erregern die Kranken zufällig ausgesetzt waren.

Am eindruckvollsten und erschreckendsten erscheinen dabei die Erkrankungen, denen wir sonst nicht so oft begegnen, weil die Abwehr im Normalfall mit ihnen fertig wird: Sie werden durch die opportunistischen Erreger verursacht. Dazu gehören Pneumocystis carinii, ein Einzeller, der im Lungengewebe parasitiert und die atmende Fläche schließlich so dicht besetzt, daß der Kranke erstickt; Toxoplasma gondii, Erreger der Toxoplasmose, der unter anderem das Gehirn befällt; Pilze und Allerweltsbakterien, die sich überall etablieren können, vor allem gerne an Haut und Schleimhaut; Viren wie das Epstein-Barr-Virus oder das Zytomegalievirus. Das letztere verursacht seinerseits eine

Fülle von Symptomen, wie Entzündungen in der Speiseröhre und dem Magen-Darm-Trakt, Hepatitis, Myokarditis, Pneumonie, Arthritis usw.

Ein Leitsystem von Aids ist bei Homosexuellen das Kaposi-Sarkom, ein sonst überaus seltener Tumor der Haut. Mit Aids vergesellschaftet tritt es als rötlicher, von Blutungen durchsetzter Knoten sehr viel aggressiver als normal auf und befällt auch die Schleimhäute der Mundhöhle und des Magen-Darm-Traktes sowie andere Organe.

Aids-Kranke sind jedoch auch gegenüber der Entwicklung anderer sehr aggressiv auftretender Tumoren gefährdet. Die Kranken sterben an den weder durch die eigenen Abwehrkräfte noch durch medizinische Mittel beherrschbaren Infektionen verschiedenster Art oder an den Folgen unkontrollierbaren Zellwachstums.

Den Prozentsatz der Erkrankten, gemessen an den Infizierten, kennen wir nicht. Ohne jegliches Indiz für den Wahrheitsgehalt wurde noch vor wenigen Jahren von zwei deutschen Gesundheitsministern die Behauptung aufgestellt, daß »nur« 5 bis 10 Prozent der HIV-Infizierten erkranken, höchstens 20 Prozent.

Die Realität war am Anfang der achtziger Jahre eine andere. Die meisten Infizierten starben innerhalb von zwei Jahren, diejenigen galten als Langzeitüberlebende, die nach zwei Jahren noch keine klinischen Symptome aufwiesen. Mittlerweile liegt die durchschnittliche Lebenserwartung eines neu infizierten Menschen in Europa und den USA bei etwa zehn Jahren. Bei 5 bis 10 Prozent der Infizierten dauert es länger, und einige wenige sind nach 15 Jahren noch nicht erkrankt. Indizien sprechen dafür, daß die Gründe für die lange Abwehr auf zellulärer Ebene liegen und nicht etwa nur Glücksfälle sind. Es könnte eine natürliche Resistenz geben; einige Forscher vermuten auch, daß bei diesen Menschen die erste Infektion (mit geringer Virusmenge) wie eine Impfung gewirkt haben könnte. Hieraus könnte sich möglicherweise eine Therapie ergeben. Auf jeden Fall ist es nicht gerechtfertigt, einen Infizierten als »sicheren Todeskandidaten« zu behandeln.

Außerhalb der westlichen Länder sehen die Zahlen jedoch ganz anders aus: wo in den Drittweltländern ungenügende Gesundheitsversorgung mit tropischem Klima einhergeht, sterben die Patienten häufig schon nach 100 Tagen, und mancher hat nie die Chance, überhaupt behandelt zu werden.

Herkunft des Virus

Vom Affen zum Menschen, von Afrikanern zu Europäern und Amerikanern. So könnten verschiedene Viren und Bakterien Eingang in die menschliche Gesellschaft gefunden haben. Tropisch warmes, feuchtes Klima bietet verschiedensten Keimen, pathogen oder nicht, beste Umweltbedingungen. Malaria und Gelbfieber könnten gut auf diese Weise den Wirt gewechselt haben und eben auch Aids.

Die Affenthese war lange umstritten. Manche Fachleute und Laien waren sogar der Meinung, daß Aids nicht auf dem Weg der Evolution, sondern künstlich entstanden sei. Es sei aus dem Weltraum gekommen oder den Genlabors von Russen oder Amerikanern entwichen.

Der Spekulation war Tür und Tor geöffnet, wie immer, wenn ein unbekannter Schrecken die Menschen überfällt. Im Grunde sind solche Behauptungen dieselben wie vor hundert oder tausend Jahren: Der Mechanismus für Schuldzuweisungen bleibt immer der gleiche. Man macht Gott oder den Feind verantwortlich. Die Afrikaner sahen in der Diskussion bereits einen erneuten Ansatz zum Rassismus.

Die Verwandtschaft von HIV mit afrikanischen Immunschwächeviren von Affen und sein nachgewiesen hohes evolutionäres Alter legen die Vermutung nahe, daß HIV schon vor Jahrhunderten den Übertritt vom Affen auf den Menschen schaffte und dann lange in isolierten menschlichen Gemeinschaften existierte. Ein ganz gewöhnlicher Prozeß also, denn die ständige Veränderung des Genoms einer Tierart geht Hand in Hand mit der Wandlung seiner Parasiten. Normalerweise nennen wir dieses Phänomen Evolution – offenbar nur nicht, wenn wir uns von einer neuartigen Krankheit akut bedroht sehen.

Offensichtlich war es nur eine Frage der Zeit, bis endlich ein Retrovirus beim Menschen dingfest gemacht wurde, und diese Zeit war gekommen, als seine Nischenexistenz zufällig beendet wurde und aus einer »Buschkrankheit« eine Zivilisationskrankheit wurde. In der Veterinärmedizin waren Lentiviren, zu denen auch HIV gehört, schon lange bekannt. Nur dem relativ bescheidenen wirtschaftlichen Verlust war es zu danken, daß die Schafkrankheit, verursacht durch Lentiviren, kein größeres Aufsehen erregte – mit Ausnahme von Island, wohin das Maedi-Visna-Virus aus Deutschland eingeschleppt wurde und wo viele tausend Tiere gekeult werden mußten. Jedoch mußte man damit rechnen, daß zu dieser Gruppe auch menschenpathogene Viren gehören.

Durchseuchung

Aids hat in Europa und Nordamerika zuerst die Homosexuellen erfaßt, die wegen ihrer Sexualpraktiken leicht infizierbar waren, danach die Drogenabhängigen. Ab etwa 1989 drang das Virus über die Beschaffungsprostitution und über die bisexuellen Männer in die heterosexuelle Bevölkerung vor. Via Plasmaprodukt wurde es fatalerweise auch auf die Bluterkranken und über infizierte Mütter auf Neugeborene übertragen. Vor allem homosexueller Geschlechtsverkehr und Fixernadeln sind der Motor der Seuche.

Die Risikogruppen, überwiegend Männer, sind in den westlichen Ländern hoch durchseucht. Die Indizien weisen darauf hin, daß Aids sich vor allem in den USA als Krankheit der Ghettos etablieren wird, wo Armut, mangelhafte Gesundheitsfürsorge und Arbeitslosigkeit das Sozialgefüge zerrütten. In den letzten zwei Jahren weist der Trend wieder auf eine Beschleunigung der Epidemie.

Zu HIV-Infizierten in Deutschland lassen sich einigermaßen zuverlässige Zahlen nicht ermitteln, da es ebenso wie in den Niederlanden, aber im Gegensatz zu allen anderen europäischen Staaten, keine Meldepflicht gibt. Ende 1992 waren offiziell 9205 Menschen erkrankt, mehr als 90 Prozent davon Männer. Die Dunkelziffer dürfte jedoch hoch sein.

Nach einem ganz anderen Muster als in den westlichen Staaten wurde HIV in den schwarzafrikanischen Staaten verteilt. Vom Beginn der Seuche an waren Frauen und Männer in gleichem Ausmaß betroffen, u. a. auch weil dort 75 Prozent aller Neuansteckungen über heterosexuelle Kontakte laufen. In einigen Ländern ist derzeit schon bis zu 30 Prozent der Gesamtbevölkerung infiziert. Allgegenwärtige Prostitution verteilt den Erreger über Stadt und Land, besonders begünstigt durch zunehmende Infektionen mit Syphilis, Weichem Schanker, Malaria und Tuberkulose. Im Unterschied zu den anderen Kontinenten infizieren sich nicht nur die Armen, sondern im Gegenteil auch die besser Ausgebildeten, die reisen können und häufigeren Partnerwechsel haben.

Mit zehn Jahren Verzögerung gegenüber Afrika breitete sich in Südostasien das HIV explosionsartig auf der Basis von Prostitution, Drogengeschäft und kriminell leichtsinnigem Umgang mit Blut und Plasma in den bitterarmen Bevölkerungsschichten aus. Jahrelang war in mehreren asiatischen Ländern die Möglichkeit, daß Aids dorthin ausgreifen könnte, ausgeschlossen worden, Erkrankungen wurden lange geleugnet. Indonesien gab seinen ersten Fall gar erst 1992 bekannt. Jedoch haben Sextourismus und Wanderarbeiter in wenigen Jahren Verhältnisse geschaffen, die denjenigen Afrikas bald nicht mehr nachstehen werden. Schon 1993 war die Neuinfektionsrate so hoch wie in Schwarzafrika; wegen der höheren Bevölkerungsdichte wird die Todesrate in Asien aber erheblich höher ausfallen.

Weltweit also greift HIV mit Riesenschritten um sich. Die Weltgesundheitsorganisation gab Mitte 1994 bekannt, daß in nur einem Jahr die Zahl der Aids-Kranken von 2,5 auf 4 Millionen zugenommen hat, also um 60 Prozent. Von diesen entfielen auf Schwarzafrika 2,5 Millionen. Im selben Zeitraum war die Zahl der Infizierten von 14 auf 17 Millionen angestiegen, und bis zum Jahr 2000 könnten es nach Schätzungen 40 Millionen Menschen werden. Aus Erfahrung aber wissen wir, daß die Schätzungen jeweils noch übertroffen werden.

Gegenwehr

Noch gibt es kein ungefährliches Medikament, mit dem man das Aids-Virus durchschlagend und ursächlich angreifen könnte. Darin unterscheidet es sich nicht von den meisten Viruserkrankungen, die wir kennen. Auch bei grippalen Infekten und Schnupfen können wir nur die Symptome bekämpfen und hoffen, daß der Körper mit dem eingedrungenen Virus selbst fertig wird.

Der Grund liegt darin, daß ein Virus sich des Stoffwechsels des Wirts bedient, um sich zu vermehren. Ein Angriff auf das Virus trifft deshalb notgedrungen auch die Zelle.

Chemotherapeutika gegen Viren basieren im allgemeinen darauf, daß analoge Stoffwechselbestandteile angeboten werden, die in der befallenen Zelle den Zusammenbau der Virusbestandteile stören oder statt dessen eingebaut werden; andere Mittel hemmen für die Vermehrung der Viren notwendige Enzyme. Häufig sind Wirkstoffkombinationen unter Laborbedingungen sogar erfolgreich, kommen aber über die klinische Erprobung wegen ihrer starken Nebenwirkungen nicht hinaus und werden verworfen. Mit unzähligen Wirkstoffkombinationen, die anfangs Hoffnungen weckten, versuchten die Wissenschaftler auch HIV zu bekämpfen. Ein ursächliches, also das Virus zerstörendes Medikament gibt es bis heute nicht – bestenfalls wirken sie lebensverlängernd.

Nach wie vor sind die Nukleosidanaloga die wichtigsten Arzneimittel gegen HIV, wie z.B. Azidothymidin (AZT), Didesoxyinosin (ddI) und Didesoxycytidin (ddC). Sie beruhen auf einer Hemmung der »Reserven Transkriptase«, haben jedoch starke Nebenwirkungen. Inzwischen steht fest, daß eine prophylaktische Verabreichung in der symptomfreien Phase keine aufschiebende Wirkung auf den Ausbruch der Krankheit hat. Die Nukleosidanaloga sind deshalb nur sinnvoll, wenn die Symptome der Krankheit bereits ausgebrochen sind. Fatalerweise wurden in den USA schon mehrere Virussubtypen resistent gegen Chemotherapeutika, insbesondere gegen AZT. Die Hoffnung, Resistenzen durch kombinierte Anwendung mehrerer Mittel zu umgehen, zerschlug sich inzwischen.

Versuche, andere Enzyme des Aids-Virus zu hemmen, wie die HIV-Protease, haben noch keinen entscheidenden Erfolg gehabt, ebensowenig wie die Anwendung von Naturheilstoffen oder Thalidomid (Contergan). Darüber hinaus mehren sich die Indizien, daß das bisher verwendete Kriterium für den Zustand des Kranken und auch den Therapieerfolg – die Zahl der T-Helferlymphozyten im Blut – keine Aussagekraft hat. Nüchtern betrachtet, sind die Wissenschaftler über die Identifikation des Erregers seit 1984 kaum hinausgekommen.

Denn auch die Impfstoffherstellung – wie wir sie gegen viele andere Krankheiten als Routine gewöhnt sind – stößt auf große Schwierigkeiten. Ob nun abgeschwächte Viren, Bruchstücke des Viruseiweißes oder gentechnisch hergestellte Schlüsselstrukturen der Virushülle verwandt werden: bisher gab es noch keinen reproduzierbaren Erfolg. Die Hoffnungen konzentrieren sich derzeit auf einen Impfstoff nicht aus Virusbestandteilen, sondern aus Antikörpern. Jedoch wird nun – im Gegensatz zu den verfrühten Versprechungen von Virologen und Gesundheitspolitikern von 1984 – vor dem Ende des Jahrzehnts nicht mehr mit einem Impfstoff gerechnet.

Üblicherweise werden bei gefährlichen Infektionskrankheiten neben den therapeutischen auch seuchenpolitische Maßnahmen angewandt.

Staatliche Zwangsmaßnahmen, etwa nach dem Bundes-Seuchengesetz oder nach dem Gesetz zur Bekämpfung der Geschlechtskrankheiten, sind ohne Aufnahme von Aids in die Kataloge der entsprechenden Krankheiten nicht möglich (s. Anhang). Diese beiden Gesetze sehen eine Reihe von Maßnahmen für bestimmte Verdachts- oder Krankheitsfälle vor, die Tag um Tag in aller Stille zur Ausführung kommen und ausschließlich darauf gerichtet sind, so viele Menschen wie möglich vor einer gefährlichen Krankheit zu schützen. Sie wurden primär nicht zur Reglementierung der erkrankten Menschen erlassen; daß dies jedoch die Folge für die zufällig Betroffenen ist, steht außer Frage.

Der Gesetzgeber hat also grundsätzlich beim Auftreten einer Infektionskrankheit abzuwägen, ob der Schutz der nichterkrankten Bevölkerung wichtiger ist, oder der Schutz des Individuums, mag es nun infiziert sein oder nicht.

Die Infektiosität und die Schwere der Erkrankung hätten die Aufnahme von Aids in den Katalog meldepflichtiger Krankheiten des Bundes-Seuchengesetzes ohne weiteres gerechtfertigt. Welche Konsequenzen hätten sich daraus ergeben?

Eine Möglichkeit wäre die Einführung der namentlichen Meldepflicht von zufällig entdeckten Seropositiven oder bereits Kranken gewesen. Die sich daraus bei einigen anderen meldepflichtigen Erkrankungen ergebende Quarantäne wäre natürlich ausgeschlossen gewesen. Im Fall von Aids hätte sie »lebenslänglich« bedeutet und verstieße damit gegen das Grundgesetz.

Der HIV-Infizierte hätte also nur belehrt werden können. Er würde in ständiger Angst vor Restriktionen gelebt haben und vor allem immer in der Furcht, daß der Datenschutz der Positiv-Listen nicht gewährleistet ist. Versicherungsschutz, berufliche Position, Ausbildung, Freizeitgestaltung, freie Beweglichkeit im In- und Ausland, Wählbarkeit für politische und andere Ämter, kurz, die ganze Lebensgestaltung des Betroffenen hätte auf dem Spiel gestanden. Eine Kontrolle, ob etwaige Auflagen befolgt würden, wäre zudem unmöglich, denn sie würde die Ausforschung der Umgebung des Seropositiven beinhaltet haben. Mancher Infizierte würde sich Belehrungen gar nicht erst angehört haben, sondern wäre aus Angst in den Untergrund abgetaucht.

Eine andere Konsequenz aus der namentlichen Meldepflicht hätte die Aufnahme von Untersuchungen der ganzen Bevölkerung in regelmäßigen, kurzen Abständen sein können, Reihenuntersuchungen also, wie früher bei Tuberkulose. Möglicherweise hätten in größerem Umfang Menschen Kurzschlußhandlungen begangen, die unvermutet von ihrer Infektion in Kenntnis gesetzt worden wären.

Der Kaufpreis für die namentliche Meldung wäre also vielleicht hoch gewesen. Was hätte man dafür auf der anderen Seite erhalten?

Sicherlich wäre mehreren tausend Patienten, die HIV-verunreinigte Blutpräparate – z. B. Blutkonserven, Gerinnungsfaktoren, Immunglobuline – erhalten haben, eine Infektion erspart geblieben. Die Infizierten hätten immerhin kein Blut spenden dürfen.

Darüber hinaus wüßten die Epidemiologen fortan besser Bescheid über HIV: Verteilung und Häufigkeit in der Bevölkerung, Infektionsketten, Hilfsursachen und fördernde Faktoren. Auf dieser Basis hätte sich möglicherweise das Problembewußtsein beim einzelnen erhöhen und eine vernünftige Strategie zur Bekämpfung der Krankheit im ganzen Land erarbeiten lassen; Daten wären für Kranken- und Lebensversicherungen abrufbar; das öffentliche Gesundheitswesen hätte planen können (Krankenhausbau, Organisation der Betreuung Aids-Kranker).

Die meisten europäischen Länder führten zum Schutz der Gesunden sowie aus epidemiologischen Gründen die Meldepflicht für HIV ein – Dänemark, Italien, Norwegen und Israel die namentliche, die selbstverständlich der ärztlichen Schweigepflicht unterliegt. Fluchtreaktionen in den Untergrund oder erhöhte Selbstmordraten als Reaktion auf die Meldepflicht wurden nicht bekannt.

In Deutschland dagegen wurde im Konsens zwischen den Gesundheitspolitikern und den frühzeitig betroffenen Risikogruppen, den Homosexuellen also, die anonyme Meldung von HIV-Infizierten und Aidskranken an das Bundesgesundheitsamt vereinbart, eine lockere Absprache, die nicht verpflichtend ist.

Ob dies ausreicht, ist zweifelhaft. Denn wenn auch Syphilis und Tripper nachweislich nach den Aufklärungskampagnen über Aids zurückgegangen sind, was durchaus für eine verantwortungsbewußte Haltung im Sexualverkehr spricht, so sind auf der anderen Seite doch keine auch nur einigermaßen verläßliche Statistiken über HIV in Deutschland verfügbar. Einerseits liegen von den meldenden Labors Doppelmeldungen vor, weil Infizierte sich zuweilen mehrmals testen lassen, um sicher zu sein – andererseits geben viele Labors überhaupt keine Zahlen ab. Sicher ist jedoch, daß die Dunkelziffer hoch ist und daß die Zahlen der Infizierten und Kranken ansteigen.

Wichtigste Maßnahme aber – ob mit oder ohne Meldepflicht – ist die sachkundige, schonungslose Aufklärung über Aids, die jedem unmißverständlich klar macht, wie gefährdet er ist, wenn er sich nicht an die Spielregeln des Virus hält. Denn dieses befindet sich nicht irgendwo anders und befällt auch nicht ganz andere Leute, die selber schuld haben, sondern es kann überall sein und bedroht uns täglich und jeden Tag mehr. Aber die Aufklärung hat in der Öffentlichkeit annähernd aufgehört: Aids als galoppierende Pandemie ist im Bewußtsein der Menschen nicht gegenwärtig.

Und in Zukunft?

Seuchenmacher

Die Krankheiten entstehen durch Keime; Seuchen, Epidemien also, sind im Gegensatz zu Krankheiten durch den Menschen selbst gemacht. Das Aids-Virus ist weniger leicht übertragbar als die Erreger von Grippe oder Pocken. Wahrscheinlich hat es als angepaßter Parasit von Affen bereits Jahrhunderte persistiert. Dennoch hat es in wenigen Jahren die Welt überrannt – im Grunde nicht anders als Syphilis vor fast 500 Jahren. Damals wie heute ist die Verbreitung von der Beweglichkeit des Menschen abhängig. Im Jet-Zeitalter ist die Schnelligkeit von Seuchenzügen kaum mehr zu steigern.

Und dennoch ist der Grad der Durchseuchung der Bevölkerung natürlich davon abhängig, wie schnell der einzelne Virusträger die Viren verbreiten kann. Jede Verhaltensweise, die geeignet ist, das Virus weiterzugeben, trägt zur Vermehrung der potentiell Kranken bei. Es ist also gar nicht zu bezweifeln, daß die besonders promiske Lebensweise von manchen Homosexuellen sowie Drogenabhängigen in der westlichen Welt in hohem Grade für die schnelle Durchseuchung dieser Gruppen verantwortlich war. Was im 15. und 16. Jahrhundert eine zügellose Soldateska innerhalb Mitteleuropas anrichtete, schaffte eine Gruppe von sehr viel mobileren Männern heute weltweit und in kürzerer Zeit.

Nicht nur Syphilis und Aids, auch die anderen Seuchen wurden von großen Volksbewegungen über die Erde verteilt. Es waren jeweils bestimmte Teile der Menschheit an der Initialzündung maßgeblich beteiligt: bei der Pest Kaufleute und Soldaten; bei Lepra wie bei Cholera Gläubige mit einem bestimmten Wanderziel sowie ebenfalls Militärbewegungen. Und immer waren es zum größten Teil Männer, die die Krankheiten zu Seuchen machten.

Heute ersetzt der Tourismus Militärbewegungen und Pilgerveranstaltungen und deckt größere Flächen ab. Eine moderne Seuche kann außerordentlich schnell von Ort zu Ort verschleppt werden und verschont kaum mehr ein Fleckchen der Erde. Die Basis für das Gedeihen der Seuche aber liefert an Ort und Stelle die Armut: Flüchtlinge und Wanderarbeiter, illegale Einwanderer, obdachlose Straßenkinder, genau wie mittellose Frauen auf Straßenprostitution angewiesen. Ohne Chance auf Aufklärung oder gar medizinische Hilfe bilden sie in der ganzen Welt den Sumpf, in dem jede Seuche bestens gedeihen kann, in jüngster Zeit Pest, Cholera und Aids. Die meisten Seuchen der Menschheit waren Arme-Leute-Krankheiten.

Was soll der Staat tun?

Wir haben in den voraufgehenden Kapiteln mehrere Krankheiten beschrieben, die alle unter bestimmten Bedingungen Epidemien verursachen können, also ansteckend sind und einen beträchtlichen Teil der Bevölkerung betreffen. Darüber hinaus sind sie gefährlich in dem Sinne, daß Menschen entweder an ihr sterben oder schwer erkranken und unter hohen Kosten behandelt werden müssen. Die große Zahl der Erkrankten bedingt, daß umfangreiche demoskopische und wirtschaftliche Folgen eintreten. Diese, und nur diese, führen dazu, daß staatlich gelenkte Maßnahmen ergriffen werden. Eine Krankheit eines einzelnen oder weniger, und mag sie noch so schwer sein und zerstörerisch, interessiert niemanden außer den Betroffenen und seine Angehörigen.

Da wir aus unserem heutigen Kulturverständnis heraus daran interessiert sind, Krankheiten zu vermeiden, liegt es im Interesse jedes einzelnen, staatliche Maßnahmen – soweit sie vernünftig sind – gutzuheißen, denn niemand anders ist in der Lage, eine wirksame Vorbeugung zu betreiben. Ein einzelner kann es kaum.

Bei jeder neuartigen Seuche treten Verhaltensweisen sowohl des einzelnen wie auch des Staates auf, die gewissermaßen einem ungeschriebenen Gesetz folgen. Bei Aids wurden wir zuerst mit einem Stadium des Leugnens der Tatsachen konfrontiert; sowohl Wissenschaftler als auch Politiker spielten die Bedeutung der Krankheit herunter. Nachdem endlich klar war, wie gefährlich Aids als Seuche werden kann, blieben dennoch die staatlichen Maßnahmen unter dem Druck der Risikogruppen aus. Statt dessen verfielen wir in ein Stadium der Paralyse, in dem wir uns immer noch befinden. Daß die Aufklärung allein wenig Sinn hatte, beweisen die zunehmenden Aids-Fälle. Manche Fernsehspots waren zudem lachhaft und unnütze Geldausgabe. Mittlerweile sind selbst diese eingestellt worden.

Da sich bezüglich Aids eine weltweite Katastrophe anbahnt, derzeit aber immer noch kein Konzept zur Bekämpfung vorliegt, stellt sich die Frage, ob wir als Notbremse irgendwann eine späte, überhastete staatliche Abwehr zu erwarten haben – wie bei Pest, Cholera, Syphilis und Lepra. Oder hat die Menschheit aus den Seuchenzügen der letzten Jahrhunderte gelernt?

Die staatlichen Bekämpfungsmaßnahmen gegen die verschiedensten Seuchen waren, wie wir gesehen haben, dem jeweiligen Wissensstand angemessen. Vielfach ergaben sich Härten für einzelne. Sie waren um so bitterer, als man feststellen muß, daß sie manchmal weder sinnvoll waren, noch überhaupt einen Nutzen hatten. Die behördlichen Bekämpfungsmaßnahmen scheiterten in katastrophaler Weise insbesondere bei Cholera; aber auch bei Pest konnte höchstens ein Aufschub erreicht werden, ja, in vielen Fällen bekamen die Menschen die Pest überhaupt nur durch die besondere Art der behördlichen Maßnahmen.

Die Gründe für das Scheitern trotz großer Bemühungen waren sowohl bei Pest als auch bei Cholera die Tatsache, daß man den Übertragungsmodus nicht, bzw. nur unvollständig kannte. Maßnahmen müssen, wie es scheint, danebengehen, wenn auch nur ein einziger biologischer Aspekt in bezug auf den Keim unberücksichtigt bleibt. Bei Aids sind wir gerade bei der Erkenntnis angelangt, daß die bisherigen Versuche zur Therapie und Prophylaxe ohne ausreichende Grundlagenforschung keinen Erfolg haben konnten.

Andererseits liegt es in der Natur einer Seuche, daß staatliche Abwehrmaßnahmen hauptsächlich zu einer Zeit gefordert werden, in der diese Seuche noch unbekannt ist. Je bekannter die Umstände einer Erkrankung sind, desto mehr wird sie zum Einzelproblem und kann kupiert werden, bevor sie zur Seuche wird. Der Staat wird sich also zunächst immer in der Schere zwischen Unwissen und dem Zwang zum sinnvollen Handeln befinden.

Unter den staatlichen Maßnahmen stand immer an vorderster Stelle die Quarantäne, vor allem, so lange eine Behandlung nicht möglich war. Eine Absonderung Anstekkungsverdächtiger oder Kranker kann selbstverständlich notwendig und angebracht sein, wenn eine Epidemie schnell kommt und geht, wie bei Gelbfieber und Pest. Wenn aber die Krankheit Jahre zur Ausbildung benötigt, wie Lepra, oder in Schüben zwischen langen Abständen ausbricht, wie Syphilis, ist eine Quarantäne nicht die angemessene Reaktionsweise. Dasselbe gilt für Aids.

Erstmals stehen wir, die wir die Infektionsbekämpfung routiniert als erfolgreiches Handwerk betrieben haben, vor einer Seuche, gegen die die herkömmlichen Abwehrmaßnahmen nichts fruchten. Wir müssen feststellen, daß die Seuchengesetze nicht uneingeschränkt anwendbar sind, wenn die Latenzzeit zwischen Ansteckung und Krankheitsausbruch mehr als ein Jahrzehnt betragen kann, wenn weder Impfung noch Heilung möglich sind. Die logische Folgerung ist andererseits, daß Aids sofort in die Seuchengesetzgebung eingebunden werden muß, wenn ein Therapeutikum zur Verfügung steht.

Was also ist heutzutage bei der Begegnung mit neuen Seuchen zu tun? Müssen wir aus der Vergangenheit lernen, daß zu weit reichende Befugnisse des Staates mehr schaden als nutzen? Oder sollen wir davon ausgehen, daß harte Maßnahmen am besten imstande sind, uns einen Zeitgewinn zu verschaffen, bis wir möglicherweise gelernt haben, der Infektion angemessen zu begegnen?

Eines stand bei Beginn der Krankheit Aids fest: Die Wissenschaftler benötigten Zeit, um Gegenmittel zu entwikkeln. Zehn Jahre später haben die Wissenschaftler noch keine wirksame Therapie entwickelt; auf der anderen Seite sind die Risikogruppen zu einem beträchtlichen Grad durchseucht; die Infektion dringt langsamer, jedoch ungebremst in die allgemeine Bevölkerung ein. Der Staat verschaffte den Wissenschaftlern Zeit – aber die staatlichen Organe versäumten, zugunsten der Risikogruppen für den Schutz der Nicht-Risikobevölkerung Sorge zu tragen. Er verhinderte Kurzschlußhandlungen von Infizierten, ließ aber mit unzureichenden Kontrollmechanismen für Blutprodukte und fehlender Meldepflicht zu, daß viele Gesunde infiziert wurden.

Im Rückblick war deshalb die forcierte Aufklärung über Aids in den ersten Jahren nicht ausreichend als staatliche Maßnahme. Zugegebenermaßen wird Aufklärung im Dauertropf vermutlich allmählich überhört – aber das Aufhören fast jeglichen öffentlichen Gespräches über Aids wiegt die Menschen auf unangebrachte Weise in Sicherheit.

Die Informationen und Beratungen müssen deshalb mit Nachdruck und ohne Rücksicht auf die entstehenden Kosten breit gestreut werden. Halbherzige Vorstöße taugen nichts. Die Prophylaxe wird in jedem Fall weniger kostspielig sein als die Schädigung der Wirtschaftskraft durch den Tod eines großen Teils der Bevölkerung in einem Alter, in dem dessen Erwerbstätigkeit sein Maximum haben sollte.

Selbst wenn es jetzt noch gelänge, Aids einzudämmen, wird am Ende die Welt anders aussehen als heute. Mit Ausnahme von Malaria und Pocken – die wir deshalb ausnehmen, weil sie als ständig gegenwärtige Seuchen im Gegensatz zu den anderen keinen eigentlich akuten Schrecken verbreiteten –, hatte sich die Welt jedesmal nach einem neuartigen Seuchenzug geändert.

Die Lepra des Mittelalters führte – im Unterschied zu den Herbergen der Mönche, die unterschiedslos für Arme, Kranke und sonstige Bedürftige bestimmt waren – erstmals zum Bau von spezifischen Bewahranstalten (Leprosorien) für Kranke, die jedoch nicht als Krankenhäuser verstanden werden dürfen. Außerdem brachte sie eine tiefgreifende Wandlung der Hygienegewohnheiten mit sich: Öffentliche Bäder wurden modern, das Badewesen nahm ungeheuren Aufschwung. Auf der anderen Seite eignete sie sich vorzüglich als Druckmittel gegen den gläubigen Christen: Das Spendenwesen blühte auf – Generalprobe für umweglose Zahlungen an die Kirche.

Die Pest des 14. Jahrhunderts war Anlaß, die Quarantäne einzuführen; als Gedanke war sie ungeheuer umwälzend und völlig richtig – wäre sie nur an einer Krankheit erprobt worden, deren Wirt und Überträger der Mensch ist. Nichtsdestotrotz entzündeten sich hauptsächlich an der Pest die Theorien, die dann in der medizinischen Bakteriologie mündeten. Ferner war die Pest ursächlich beteiligt an den Faktoren, die zur Reformation führten.

Im 15. Jahrhundert kam die Syphilis mit ihren Schrecken: Badehäuser und Prostitution wurden verboten; da die ersten ungeheuer verbreitet waren, muß ihre Schließung einen enormen Einfluß auf die Wirtschaftskraft Mitteleuropas gehabt haben. Die Syphilis war außerdem die Krankheit, die Kirche und Gesellschaft die rechte Handhabe dafür bot, die Moral zur Beurteilung einer Krankheit ins Spiel zu bringen. Im öffentlichen Bereich aber wurden Häuser eingerichtet, in denen die Kranken spezifisch behandelt wurden: nach unserem Verständnis in Europa also erstmals richtige Krankenhäuser.

Und schließlich die Cholera im 19. Jahrhundert: Sie brachte den letzten Anstoß für die rationale und wissenschaftliche Suche nach den Krankheitserregern. Ihr haben wir es zu einem großen Teil zu verdanken, daß der Miasmenglaube endgültig verschwand. Noch bevor alles geklärt war, begann – gewissermaßen auf Indizienbeweis hin – der Bau von modernen Kläranlagen und die Überwachung der Trinkwasserqualität.

Sehr wahrscheinlich wird sich das Leben auch durch Aids ändern. In manchen Ländern Schwarzafrikas ist der Niedergang der wirtschaftlichen Entwicklung durch den Aids-Tod der entsprechenden Bevölkerungsschichten bereits abzusehen, das heißt, diese werden verarmen, vielleicht aber auch entvölkert werden. Die Entwicklung in Südostasien und Südamerika ist schwerer zu beurteilen, zumal in beiden Ländern parallel zu Aids die 8. Cholerapandemie besonders viele Opfer finden könnte. Auf medizinischem Gebiet bietet Aids Anlaß, zur Grundlagenforschung auf zellulärer Ebene zurückzukehren, um das Infektionsgeschehen grundsätzlich aufzuklären.

Was kann der einzelne tun?

Jeder kann feststellen, mit welcher Gleichgültigkeit grippe- oder erkältungskranke Menschen andere in Gefahr bringen, indem sie sogar primitivste Schutzmöglichkeiten außer acht lassen. Daraus ergibt sich zweifelsfrei, daß es in unserem Kulturkreis nicht üblich ist, andere von einer Krankheit zu verschonen, von der man selber befallen ist. Die Pockenstecher oder Pestschmierer waren nur um Grade bösartiger als andere, sie waren jedoch keine besondere Spezies.

Deshalb ist es auch unrealistisch, verantwortliches Handeln des einzelnen als Basis für staatliche Seuchenmaßnahmen zu erwarten. Es sind mit HIV im Blut nicht nur Desperados nach dem Motto vorgegangen: »Mir hat's jemand verpaßt, ich werd's weitergeben«, sondern auch ganz normale, unauffällige Leute. Insofern gab es für die hoffnungsvolle Bitte, die vor Jahren von amerikanischen wissenschaftlichen Institutionen zu uns kam, daß Infizierte sich des geschlechtlichen Umgangs mit Nichtinfizierten enthalten mögen, keine realistische Voraussetzung. Ganz abgesehen von Gleichgültigkeit, wird sich ein Infizierter stets an die Hoffnung klammern, daß bei ihm die Krankheit nicht ausbricht und er selber nicht ansteckend ist.

Von selbst also wird sich dieses verantwortliche Handeln nicht einstellen. Möglicherweise aber geht es auf dem Wege der Erziehung, ja, dies ist vielleicht der einzige Weg zur Verhaltensänderung. Seuchenverhindernde Verhaltensnormen müssen anerzogen werden, bis sie »sitzen«. Alles, was die Seuchenausbreitung begünstigt, muß gewohnheitsmäßig vermieden werden, ohne daß ein gesonderter Entscheidungsprozeß notwendig wäre. Das Kondom muß so zur Gewohnheit werden, wie das Taschentuch in der Tasche. (Man bedenke, daß die Europäer Jahrtausende ohne Taschentuch und ohne Gabel bestens ausgekommen sind – heute sind beide in unserem Kulturkreis ab einem bestimmten Alter selbstverständlich.)

Eine andere Sache, die den einzelnen angeht, ist sein Verhältnis zu Infizierten oder Erkrankten. In den ersten Aids-Jahren waren wir bereits der Versuchung erlegen, die Erkrankten moralisch zu stigmatisieren. »Schwulenpest« für Aids: das ist ganz die gleiche Wortschöpfung wie »Geschlechtspest« – der Name, den die Syphilis außer ihren Völker verteufelnden Namen erhielt. Die Immunschwächekrankheit wurde also – nicht anders als vor hundert Jahren – nach moralischen Grundsätzen beurteilt. Das ist eine gefährliche Reaktion, und selbst, wenn sich die Kirche eine solche Reaktion gestattet, sollte der einzelne sich vor ihr hüten. An medizinische Phänomene darf man nur medizinische Kriterien anlegen. Zugegebenermaßen ist eine angemessene Reaktion unter dem Einfluß von Angst schwierig.

Angst vor Aids tauchte bei Ärzten, medizinischem Pflegepersonal, Polizisten und Gefängnisbeamten auf. Rufe nach harten Einzelmaßnahmen wurden laut. Es gab Ärzte, die die Behandlung Infizierter ablehnten. Tests wurden in Kliniken heimlich durchgeführt. Alle diese Panikreaktionen erinnern an Maßnahmen und Handlungen gegenüber Lepra und Pest. Hier kann nur die gründliche wissenschaftliche Klärung der Fakten helfen, denn Kenntnis kupiert Angst. Wir müssen uns vor allem vor der unbegründeten Meinung freimachen, Aids sei etwas grundsätzlich anderes als die bislang bekannten Infektionskrankheiten.

Das aber ist Aids nicht: Es ist eine Erkrankung, hervorgerufen durch ein Retrovirus. Die Krankheit beginnt mit einem grippalen Stadium; das Virus nistet sich in bestimmten Zellen ein; dort vermehrt es sich und begünstigt durch den Zelltod die eigentlichen Krankheitserscheinungen.

Vom Ablauf her ist das eine altbekannte Gesetzmäßigkeit von Viruserkrankungen.

Die Rolle der Kirche

Die Behauptung katholischer Würdenträger, daß Aids eine Strafe Gottes sei, ist nicht die erste ihrer Art. Schon die mittelalterliche Lepra wurde mit ihr begründet, später die Syphilis, jedoch weder Malaria noch Pocken. Der Verdacht liegt nahe, daß die Kirche ihre Gläubigen immer dann verstärkt in ihre Reihen zurückzurufen versucht, wenn Krankheiten im Zusammenhang mit den Geschlechtsorganen die Menschen ängstigen. Dank der Tabuisierung des menschlichen Körpers in den christlichen Religionen ist ihr in früheren Jahrhunderten diese unangebrachte Vermischung von naturwissenschaftlichen Zuständen mit transzendenten Vorstellungen weitgehend gelungen. Heute aber stößt die Kirche in weiten Kreisen der Bevölkerung sicher in weniger großem Ausmaß auf die Bereitschaft, ihr in diesem Punkt zu folgen. Deshalb bleibt auch die Hoffnung, daß – anders als 1826 anläßlich von Syphilis – die Benutzung von Kondomen wenigstens nicht erneut vom Papst verboten wird.

Leider ist nicht zu erwarten, daß Kondome zur hygienischen Selbstverteidigung erlaubt werden, was selbstverständlich dringend geboten wäre. In den katholischen Ländern Uganda und den Philippinen würden deshalb Kondome vermutlich nicht einmal verteilt werden, wenn die WHO sie bezahlte.

Wo es um Aids geht, verleugnet die katholische Kirche sogar ihre Priester, wenn diese die Opfer sind. Im 15. Jahrhundert noch nahm sie eine tolerantere Haltung ein, als Päpste und Kardinäle offenkundig an Syphilis erkrankten. Sie wird es jetzt wieder werden müssen – wenn sich auch die

Zahl infizierter Priester mit zunehmender Durchseuchung der Gesamtbevölkerung erhöht.

Auch die Kirche muß eine Infektion endlich als eine Krankheit nehmen, die von allerkleinsten Partikeln oder Lebewesen verursacht wird.

Die Aufgabe der Wissenschaftler

Zu der Hoffnung auf eine Anpassung zwischen Wirt und Gast auch bei Aids berechtigen immerhin die Seuchen, die wir aus der Vergangenheit kennen: Pest und Syphilis verliefen anfänglich binnen Tagen tödlich, später immer langsamer und gelinder. Lepra ging aus ungeklärten Gründen zurück – zumindest in manchen Teilen der Welt. Pocken sind durch die Impfmaßnahmen ausgerottet; Malaria ist durch die Bekämpfung des Überträgers eingeschränkt worden. Masern wurden von selbst zur Kinderkrankheit. Die Tuberkulose verschwand fast, sobald Ernährung und Wohnbedingungen verbessert wurden.

Trotzdem sollte nicht übersehen werden, daß gerade Virusinfektionen der jüngsten Zeit, wie die asiatische Grippe, kaum an Gefährlichkeit eingebüßt haben. Allein 1918/19 starben weltweit 20 Millionen Menschen an der Grippe. Heutzutage werden ständig neue Impfstoffe gegen die Grippe produziert, jedoch begegnet sie unseren Bemühungen kurzerhand mit immer neuen Mutationen. Dennoch standen bisher die Impfstoffe rechtzeitig und in ausreichender Menge zur Verfügung – in der westlichen Welt. Vorstellbar ist jedoch auch, daß – aus welchen Gründen auch immer – die Zeit einmal nicht mehr ausreicht.

Hier ist noch ein weites Feld, in dem die Wissenschaftler im dunklen umhertappen. Bei manchen der Erkrankungen wissen wir heute, welchen Mechanismus des Körpers die

Krankheitserreger lahmlegen, welche biochemischen Vorgänge sie zu eigenen Zwecken umnutzen, bei anderen wiederum nicht. Insbesondere die Lepra ist uns immer noch weitgehend ein Rätsel. Möglicherweise spielen auch hier, wie bei Aids und Malaria, die Makrophagen eine Rolle, die wir noch nicht kennen.

Problematisch, wenn nicht sogar unmöglich, ist auch, für die Vergangenheit mit letzter Sicherheit eine Aussage darüber zu machen, warum Seuchen in einer bestimmten Zeit vorkamen, später aber verschwanden. Nun, ja: Wir haben durchaus Ansätze von Erklärungen zur Hand wie Klimaveränderungen oder Teilimmunität durch andere Seuchen, die gleichzeitig auftraten, vielleicht auch neu aufkamen. Aber insgesamt sind diese Vermutungen so ungewiß, daß wir keinerlei Schlußfolgerungen daraus für die Gegenwart und die Zukunft ziehen können. Wir wissen deshalb nicht, ob Aids eines Tages unwichtig sein wird, weil eine brauchbare Abwehrmaßnahme entwickelt wird. Oder, ob Aids vielleicht nur deshalb unwichtig wird, weil neue, noch bedrohlichere Erkrankungen auftauchen – schnell, tödlich und unausweichlich wie die Pest des 14. Jahrhunderts. Auch Pocken und Lepra waren einmal ständig gegenwärtig, während die Menschen entgeistert auf Pest, Syphilis und Cholera als neue Krankheiten starrten. Malaria ist immer noch gefährlich, ist jedoch im Blickwinkel der neuen Seuche in den Hintergrund getreten.

Zur Zeit jedenfalls ist es Aids, dem die Wissenschaftler ohnmächtig gegenübertreten, kaum anders als die Ärzte des Mittelalters gegenüber Pest. Nur wissen unsere Ärzte wenigstens, warum sie ursächlich nichts gegen diese Krankheit tun können...

Dennoch wird die einzige Hilfe, die wir erwarten können, von den Wissenschaftlern kommen. Wir haben also gar keine andere Wahl, als auf ihre Forschungsarbeit zu vertrauen. Allerdings sollten wir nicht in unbegrenztem Vertrauen beliebige Summen von Geldern unkontrolliert in entsprechende Forschungseinrichtungen fließen lassen. Die Forschung im Umfeld von Tumoren und Viren bewegt sich nur zu leicht auf einem Gebiet, in dem Mißbrauch möglich ist.

Die Epidemien, von denen die Menschheit bisher bedroht war, entstanden durch eine wenigstens einigermaßen nachvollziehbare Logik der Natur. Es handelte sich stets um einen Vorgang der Evolution, wenn auch die gerade Linie oft durch Mutationen gebrochen wurde. Heute aber stehen wir auf der Schwelle zu ganz neuen Arten von Krankheiten: nicht mehr nur die durch Menschen verschuldete Epidemie beunruhigt uns, sondern der »menschengemachte« Infektionserreger. Erstmals sind wir soweit, daß wir uns nicht nur durch Atomkraft zu zerstören vermögen, sondern auch durch Krankheiten, seien sie wegen der Unbeherrschbarkeit der Materie versehentlich entstanden oder gar gezielt im Hinblick auf eine bestimmte Gruppe von Menschen manipuliert worden.

Einen kleinen Einblick in unkontrollierbare, menschenverschuldete Seuchenabläufe haben wir bereits nach der unnatürlichen Verfütterung von scrapieinfiziertem Eiweiß einer Wiederkäuerart (aus Schafen) an eine andere (Rinder) erhalten. Sollte sich der dringende Verdacht bewahrheiten, daß der Erreger auch den Menschen infizieren kann (Creutzfeldt-Jakob-Disease), wäre dies die erste Zoonose, die nicht die Natur, sondern der Mensch erfand.

Mit Hilfe der Gentechnik sind ebenfalls bereits neue Infektionserreger entstanden. Es ist zu befürchten, daß Aids nicht die schlimmste der neuen Seuchen sein könnte.

Jedenfalls ist der Zauberlehrling von Goethe noch nie so gegenwärtig wie heute gewesen.

Meldepflichtige Seuchen

A. Nach den Gesundheitsvorschriften der WHO sind folgende Infektionserkrankungen meldepflichtig und erfordern bei Verdacht oder Erkrankung eine Quarantäne:
1. Cholera; 2. Gelbfieber; 3. Pest; 4. Pocken

B. Meldepflichtig nach dem Bundesseuchengesetz sind
– bei Verdacht, Erkrankung und Tod:
1. Botulismus; 2. Cholera; 3. Typhus, Paratyphus, incl. Lebensmittelvergiftung; 4. Fleckfieber; 5. Lepra; 6. Milzbrand; 7. Ornithose; 8. Paratyphus A, B u. C; 9. Pest; 10. Pocken; 11. Poliomyelitis; 12. Rückfallfieber; 13. Shigellenruhr; 14. Tollwut; 15. Tuberkulose; 16. Tularämie; 17. Typhus abdominalis; 18. virusbedingtes hämorrhagisches Fieber
– bei Erkrankung und Tod:
1. Brucellose; 2. Diphtherie; 3. Gelbfieber; 4. konnatale Listeriose, Lues, Toxoplasmose, Röteln; 5. Leptospirose; 6. Malaria; 7. versch. Hirnhautentzündungen; 8. Puerperalsepsis; 9. Q-Fieber; 10. Rotz; 11. Trachom; 12. Trichinose; 13. Virushepatitis; 14. Gasbrand, Tetanus
– bei Todesfolge:
1. Influenza; 2. Keuchhusten; 3. Masern; 4. Scharlach
– Ausscheider von:
1. Choleravibrionen; 2. Salmonellen; 3. Shigellen

C. Dem Gesetz zur Bekämpfung der Geschlechtskrankheiten unterliegen (automatische Untersuchungs- und Behandlungspflicht):
1. Syphilis; 2. Gonorrhoe; 3. Ulcus molle; 4. Lymphopathia venerea; 5. Granuloma venereum

Literaturauswahl

Ernst Bäumler, Amors vergifteter Pfeil. Hamburg 1976

Iwan Bloch, Der Ursprung der Syphilis. Jena 1901

Helmuth M. Böttcher, Wunderdrogen. München/Zürich 1963

H. Brandis, H.J. Otte, Lehrbuch der Medizinischen Mikrobiologie. Stuttgart, New York 1994

O. Braun-Falco, F. Deinhardt, F.D. Goebel (Hrsg.), AIDS Leitlinien für die Praxis. München, Braunschweig 1987

Der Spiegel, Aids: Hürde zu den Heteros übersprungen. Nr. 8/1988

Theophil Fleischer, Die Cholera. Leipzig 1848

Eduard Fuchs, Illustrierte Sittengeschichte vom Mittelalter bis zur Gegenwart. München 1909

Reinhold Grohmann, Das Pest-Contagium in Egypten und seine Quelle, nebst einem Beitrage zum Absperr-System. Wien 1844

August Hirsch, Handbuch der Historisch-Geographischen Pathologie. Stuttgart 1883

R. Hoeniger, Der Schwarze Tod in Deutschland. Berlin 1882

Dieter Jetter, Das europäische Hospital. Von der Spätantike bis 1800. Köln 1986

William H. McNeill, Seuchen machen Geschichte. München 1978

Isidor Neumann, Syphilis. Wien 1896

Wilhelm Markull, Die Gesetze betreffend die Bekämpfung übertragbarer Krankheiten vom 30. Juni 1900 und 28. August 1905. Berlin 1909

C. Martinez-A et al., Immunologische Mechanismen der HIV-Infektion: Über den Vorzug, ein »schwach reagierendes« Individuum zu sein, und die Konsequenzen für die Impfstoffentwicklung. The Lancet – Deutsche Ausgabe –, Nr. 8, 1988

Michael Mollat, Die Armen im Mittelalter. Frankfurt/Main, Olten, Wien 1987

Franz Mracek, Atlas der Syphilis und der venerischen Krankheiten. München 1898

Hermann Peters, Der Arzt und die Heilkunst in alten Zeiten. Bayreuth 1976

E. M. Peyerl, Practische Erfahrungen über die verschiedenen Formen der Syphilis nebst einer sehr einfachen, sichern, und unter allen Verhältnissen anwendbaren Heilmethode derselben. Wien 1850

Julius Preuss, Biblisch-talmudische Medizin. Berlin 1923

D. Christian Friedrich Richters, weyland Med. Pract. in Halle, höchst-nöthige Erkenntniß des Menschen, sonderlich nach dem Leibe und natürlichem Leben, oder ein deutlicher Unterricht, von der Gesundheit und deren Erhaltung: usw. Haus-, Reise- und Feld-Apothecke. Leipzig 1741

M. Rolle, A. Mayr, Mikrobiologie und allgemeine Seuchenlehre. Lehrbuch für Tierärzte und Studierende der Tiermedizin. Stuttgart 1966

B. Scheube, Die Krankheiten der warmen Länder. Jena 1903

H. Schmidt, L. Friedheim, A. Lamhofer, J. Donat, Diagnostisch-therapeutisches Vademecum für Studierende und Ärzte. Leipzig 1901

Randy Shilts, Was haben wir uns nur angetan? Aids – die Entstehungsgeschichte einer Katastrophe. München 1988

Georg Sticker, Abhandlungen aus der Seuchengeschichte und Seuchenlehre, I. Band: Die Pest. Gießen 1908

Georg Sticker, Abhandlungen aus der Seuchengeschichte und Seuchenlehre, II. Band: Die Cholera. Gießen 1912

Ernst Wiesmann, Medizinische Mikrobiologie. Stuttgart, New York 1986

Jörn Henning Wolf (Hrsg.), Aussatz. Lepra. Hansen-Krankheit. Ein Menschheitsproblem im Wandel. Teil I und II. Würzburg 1986

Kulturgeschichte
im insel taschenbuch

Ernst Batta: Römische Paläste und Villen. Annäherung an eine Stadt. Mit zahlreichen Abbildungen. it 1324

Jean Anthèlme Brillat-Savarin: Physiologie des Geschmacks oder Betrachtungen über das höhere Tafelvergnügen. Ausgewählt, übersetzt und eingeleitet von Emil Ludwig. Mit Holzschnitten der Ausgabe von 1864. it 423

Reiseführer zu den Sieben Weltwundern. Philon von Byzanz und andere antike Texte. Zweisprachige Ausgabe von Kai Brodersen. Mit zahlreichen Abbildungen. it 1392

Goethes Feste. Festliche Texte. Ausgewählt und mit einem Nachwort versehen von Uwe Hebekus. Mit zahlreichen Abbildungen. it 1325

Victor Hehn: Olive, Wein und Feige. Kulturhistorische Skizzen. Herausgegeben von Klaus von See unter Mitwirkung von Gabriele Seidel-Leimbach. Mit farbigen Abbildungen. it 1427

Freia Hoffmann: Instrument und Körper. Die musizierende Frau in der bürgerlichen Kultur. it 1274

Adolph von Knigge: Über den Umgang mit Menschen. Herausgegeben von Gert Ueding mit Illustrationen von Chodowiecki und anderen. it 273

Salzburg. Ein Städte-Lesebuch. Herausgegeben von Adolf Haslinger. Mit zahlreichen Abbildungen. it 1326

Michael Schroeder: Kleine Wappenkunst. Mit farbigen Abbildungen. it 1281

Was wir gespielt haben. Erinnerungen an die Kinderzeit. Herausgegeben von Ingeborg Weber-Kellermann und Regine Falkenberg. Mit zahlreichen Abbildungen. it 1371

Wiener Adressen. Ein kulturhistorischer Wegweiser von Dietmar Grieser. it 1203

Das Wiener Kaffeehaus. Herausgegeben von Kurt J. Heering. Mit zahlreichen Abbildungen. it 1318

166/1/11.93

Essen und Trinken
im insel taschenbuch

Jean Anthèlme Brillat-Savarin: Physiologie des Geschmacks oder Betrachtungen über das höhere Tafelvergnügen. Ausgewählt, übersetzt und eingeleitet von Emil Ludwig. Mit Holzschnitten der Ausgabe von 1864. it 423

Manuel Gasser: Köchel-Verzeichnis. Kulinarische Erinnerungen und Erfahrungen mit vielen seltenen Rezepten. Mit Illustrationen von Heinz Edelmann. it 96

– Die Küche meiner Tante Mélanie. Französische Hausmannskost von Anno dazumal. Mit Illustrationen von Boris von Borodine. it 192

– Spaziergang durch Italiens Küchen. Mit Bildern von Manfred Seelow. it 391

Kulinarische Rätsel. Angerichtet und aufgetischt von Norbert Lebert. it 1526

Kakuzo Okakura: Das Buch vom Tee. Aus dem Japanischen übertragen und mit einem Nachwort versehen von Horst Hammitzsch. Mit Fotos aus Japan und einem Essay von Irmtraud Schaarschmidt-Richter. it 412

165/1/11.93

Alte Welt und Mittelalter
im insel taschenbuch

Apuleius: Der goldene Esel. Mit Illustrationen von Max Klinger zu »Amor und Psyche«. Aus dem Lateinischen von August Rode. Mit einem Nachwort von Wilhelm Haupt. it 146

Augustinus: Bekenntnisse. Lateinisch und deutsch. Eingeleitet, übersetzt und erläutert von Joseph Bernhart. Mit einem Vorwort von Ernst Ludwig Grasmück. it 1002

Joseph Bédier: Der Roman von Tristan und Isolde. Mit Holzschnitten von 1484. Deutsch von Rudolf G. Binding. it 387

Boethius: Trost der Philosophie. Zweisprachige Ausgabe. Lateinisch und deutsch. Mit einem Nachwort von Ernst Ludwig Grasmück. it 1215

Otto Borst: Alltagsleben im Mittelalter. Mit zeitgenössischen Abbildungen. it 513

Reiseführer zu den Sieben Weltwundern. Philon von Byzanz und andere antike Texte. Zweisprachige Ausgabe von Kai Brodersen. Mit zahlreichen Abbildungen. it 1392

Giordano Bruno: Das Aschermittwochsmahl. Übersetzt von Ferdinand Fellmann. Mit einer Einleitung von Hans Blumenberg. it 548

Roberto Calasso: Die Hochzeit von Kadmos und Harmonia. Aus dem Italienischen von Moshe Kahn. it 1476

Marcus Tullius Cicero: Von den Pflichten. Lateinisch und deutsch. Neu übertragen und herausgegeben von Harald Merklin. Mit einem Nachwort von Manfred Fuhrmann. Zweisprachige Ausgabe. it 1273

Dante: Die Göttliche Komödie. Mit fünfzig Holzschnitten von Botticelli. Deutsch von Friedrich Freiherr von Falkenhausen. 2 Bde. it 94

Epiktet: Wege zum glücklichen Handeln. Aus dem Lateinischen von Wilhelm Capelle. it 1458

Epikur: Philosophie der Freude. Briefe, Hauptlehrsätze, Spruchsammlung, Fragmente. Übertragen und mit einem Nachwort versehen von Paul M. Laskowsky. it 1057

Erasmus von Rotterdam: Das Lob der Torheit. Mit den Randzeichnungen von Hans Holbein dem Jüngeren. Übersetzt und herausgegeben von Uwe Schultz. it 369

Das Evangeliar Heinrichs des Löwen. Erläutert von Elisabeth Klemm. Mit farbigen Bildtafeln. it 1121

Geschichten aus dem Mittelalter. Herausgegeben von Hermann Hesse. Aus dem Lateinischen übersetzt von Hermann Hesse und J.G.T. Graesse und mit Nacherzählungen von Leo Greiner. Neu zusammengestellt von Volker Michels. it 161

151/1/11.93

Alte Welt und Mittelalter
im insel taschenbuch

Griechisches Theater. Aischylos: Die Perser. Die Sieben gegen Theben. Sophokles: Antigone. König Ödipus. Elektra. Aristophanes: Die Vögel. Lysistrata. Menander: Das Schiedsgericht. Deutsch von Wolfgang Schadewaldt. it 721

Hartmann von Aue erzählt. Erec. Iwein oder der Löwenritter. Gregorius oder Der gute Sünder. Der arme Heinrich. Aus dem Mittelhochdeutschen von Lambertus Okken. it 1417

Helmut Hiller: Heinrich der Löwe. Herzog und Rebell. Eine Chronik von Helmut Hiller. it 922

Homer: Ilias. Neue Übertragung von Wolfgang Schadewaldt. Mit antiken Vasenbildern. it 153

– Ilias. Odyssee. In der Übertragung von Johann Heinrich Voß. it 1204

Horaz: Oden. Lateinisch und deutsch. Neu übertragen von Winfried Tilmann. it 1418

Klosterleben im deutschen Mittelalter. Nach zeitgenössischen Quellen von Johannes Bühler. Mit zahlreichen Abbildungen. Herausgegeben von Georg A. Narciß. it 1135

Christoph Kolumbus: Bordbuch. Mit einem Nachwort von Frauke Gewecke und zeitgenössischen Illustrationen. it 476

Dieter Kühn: Ich Wolkenstein. Eine Biographie. Neue, erweiterte Ausgabe. it 497

– Neidhart aus dem Reuental. it 1389

– Parzival. Der Parzival des Wolfram von Eschenbach. it 1328

Longus: Daphnis und Chloë. Ein antiker Liebesroman. Aus dem Griechischen übersetzt und mit einem Nachwort von Arno Mauersberger. Mit Illustrationen der »Edition du Régent«. it 136

Thomas Malory: Die Geschichten von König Artus und den Rittern seiner Tafelrunde. 3 Bde. Übertragen von Helmut Findeisen auf der Grundlage der Lachmannschen Übersetzung. Mit einem Nachwort von Walter Martin. Mit Illustrationen von Aubrey Beardsley. it 239

Marc Aurel: Selbstbetrachtungen. Aus dem Lateinischen von Otto Kiefer. Mit einem Vorwort von Klaus Sallmann. it 1374

Meister Eckhart: Das Buch der göttlichen Tröstung. Ins Neuhochdeutsche übertragen von Josef Quint. it 1005

Minnesinger. In Bildern der Manessischen Liederhandschrift. Mit Erläuterungen herausgegeben von Walter Koschorreck. Vierundzwanzig Abbildungen. it 88

Die Nibelungen. In der Wiedergabe von Franz Keim. Mit Illustrationen von Carl Otto Czeschka. Mit einem Vor- und Nachwort von Helmut Brackert. Im Anhang die Nacherzählung »Die Nibelungen« von Gretel und Wolfgang Hecht. it 14

Alte Welt und Mittelalter
im insel taschenbuch

Ovid: Liebeskunst. Nach der Übersetzung von W. Hertzberg. Bearbeitet von Franz Burger-München. Mit Abbildungen nach etruskischen Wandmalereien. it 164

– Metamorphosen. In der Übertragung von Johann Heinrich Voß. Mit den Radierungen von Pablo Picasso und einem Nachwort von Bernhard Kytzler. it 1237

Francesco Petrarca: Dichtungen. Briefe. Schriften. Auswahl und Einleitung von Hanns W. Eppelsheimer. it 486

Platon: Sämtliche Werke. Griechisch und deutsch. Nach der Übersetzung Friedrich Schleiermachers, ergänzt durch Übersetzungen von Franz Susemihl u.a. Griechischer Text nach der letztgültigen Gesamtausgabe der Association Guillaume Budé. Herausgegeben von Karlheinz Hülser. Zehn Bände in Kassette. it 1401-1410

– Apologie. Protagoras. Sämtliche Werke I. Ion. Protagoras. Apologie. Kriton. Laches. Lysis. Charmides. Griechisch und deutsch. it 1401

– Euthyphron. Gorgias. Sämtliche Werke II. Euthyphron. Alkibiades I. Gorgias. Menexenos. Griechisch und deutsch. it 1402

– Menon. Kratylos. Sämtliche Werke III. Menon. Kratylos. Euthydemos. Hippias maior. Griechisch und deutsch. it 1403

– Symposion. Phaidon. Sämtliche Werke IV. Hippias minor. Symposion. Phaidon. Griechisch und deutsch. it 1404

– Politeia. Sämtliche Werke V. Politeia. Griechisch und deutsch. it 1405

– Theaitetos. Phaidros. Sämtliche Werke VI. Phaidros. Theaitetos. Griechisch und deutsch. it 1406

– Sophistes. Politikos. Sämtliche Werke VII. Parmenides. Sophistes. Politikos. Griechisch und deutsch. it 1407

– Timaios. Kritias. Sämtliche Werke VIII. Philebos. Timaios. Kritias. Griechisch und deutsch. it 1408

– Nomoi. Sämtliche Werke IX. Nomoi. Griechisch und deutsch. it 1409

– Briefe. Sämtliche Werke X. Briefe. Unechtes. Griechisch und deutsch. it 1410

– Phaidon. In der Übersetzung von Rudolf Kassner. Mit einem Nachwort von Karl Hielscher. it 379

– Das Trinkgelage oder Über den Eros. Übertragung, Nachwort und Erläuterungen von Ute Schmidt-Berger. Mit einer Wirkungsgeschichte von Jochen Schmidt und griechischen Vasenbildern. it 681

Der Sachsenspiegel in Bildern. Aus der Heidelberger Bilderhandschrift ausgewählt und erläutert von Walter Koschorreck. it 218

Sappho. Neu übertragen und kommentiert von Stefanie Preiswerk-zum Stein. Mit farbigen Abbildungen. it 1229

Alte Welt und Mittelalter
im insel taschenbuch

Sappho: Strophen und Verse. Übersetzt und herausgegeben von Joachim Schickel. it 309

Gustav Schwab: Sagen des klassischen Altertums. 3 Bde. Mit sechsundneunzig Zeichnungen von John Flaxman und einem Nachwort von Manfred Lemmer. it 127

Seneca: Vom glücklichen Leben. Philosophische Schriften und Briefe. Herausgegeben und aus dem Lateinischen übertragen von Heinz Berthold. it 1457

– Von der Seelenruhe. Philosophische Schriften und Briefe. Herausgegeben und aus dem Lateinischen übertragen von Heinz Berthold. it 743

Sophokles: Aias. Übertragen von Wolfgang Schadewaldt. Herausgegeben von Hellmut Flashar. Mit zahlreichen Abbildungen. it 1562

– Antigone. Übertragen und herausgegeben von Wolfgang Schadewaldt. Mit einem Nachwort, einem Aufsatz, Wirkungsgeschichte und Literaturhinweisen. it 70

– Antigone. Übersetzt von Hölderlin. Bearbeitet von Martin Walser und Edgar Selge. it 1248

– König Ödipus. Übertragen und herausgegeben von Wolfgang Schadewaldt. Mit einem Nachwort, drei Aufsätzen, Wirkungsgeschichte und Literaturnachweisen. it 15

Tacitus: Germania. Zweisprachig. Übertragen und erläutert von Arno Mauersberger. it 471

Der tanzende Tod. Mittelalterliche Totentänze. Herausgegeben, eingeleitet und übersetzt von Gert Kaiser. it 647

François Villon: Sämtliche Dichtungen. Zweisprachige Ausgabe. Aus dem Französischen von Walther Küchler. it 1039

151/4/11.93